看護師特定行為研修
共通科目テキストブック

Disease AND Clinical Pathology Introduction

疾病・臨床病態概論

はじめに

　本書の疾病・臨床病態概論の編集依頼をお受けした時，正直に言うと非常に悩みました。一体，どういう目線で本書を編集するのが良いのだろうか？　特定行為を行う看護師に要求される能力とは何なのか…小さな医師を作るのではなく，医師とは独立した状況下で医師の判断も考慮しながら，医師とは違った看護実践を行う…そんな看護師の皆さんに役立つ内容とは何なのか…。かと言って単なる病気の説明であればこれまでの教科書と何も変わり映えしないだろう…。本書がユニークさをもって皆さんに読んでいただけるためにはと熟慮した結果，導き出された答えは特定行為というこれまでは医師が行っていた行為を任される以上，医師目線の判断を理解することは重要であり，さらに看護師目線の判断を加味した行動を要求されるだろうという勝手な解釈に至りました。医師目線で疾病と臨床病態を描き，医師が患者さんの状態の何を見て，判断しているのかを現場の雰囲気のままで率直に伝えようと，そして，現在，特定行為を行う資格をもつ看護師として活躍されている方々に看護師との目線の違いをコメントとして付加していただくことで看護師の皆さんの理解を深めようと思い，本書が生まれました。それぞれの疾病には関連する特定行為も紐づけられるように工夫もしてみました。

　また，本書の特色は急性期，治癒回復期，慢性期という病期によって同じ疾病であっても診方や憂慮する点が異なること，そして，小児，在宅など場面によっても異なる医師の判断を臨床現場に即した形で具体的に記載しました。だからこそ，特定行為を行う資格取得を目指す看護師の皆さんだけではなく，現在，現場で活躍する看護師の皆さん，これから現場に出ようとしている看護師の皆さんにいろいろな場面での医師の医学的判断のポイントがわかるようなものになったと確信しています。

　わたくしのわがままな編集ポリシーに賛同して執筆してくださったたくさんの先生方，出版社の皆さんにこの場を借りて深謝したいと思います。そして，たくさんの看護師さんたちに「ほぉ～医者ってこんなこと考えながら患者さん診てるんだぁ」と現場での臨床判断の看護学との違いを体感していただきたいと思っています。

2018年6月

　　　　　　　　　　　　　　　　　　　　　　　　　　　高村　昭輝

目 次 CONTENTS

疾病・臨床病態概論

第1章 5疾病の病態と臨床診断・治療の概論

① 悪性腫瘍 ……………………………………………………… 8

② 脳血管障害 …………………………………………………… 13

③ 急性冠症候群 ………………………………………………… 21

④ 糖尿病 ………………………………………………………… 26

⑤ 精神疾患（うつ，統合失調症）…………………………… 31

第2章 その他の主要疾患の病態と臨床診断・治療の概論

① 循環器系 ……………………………………………………… 38

② 呼吸器系 ……………………………………………………… 46

③ 消化器系 ……………………………………………………… 57

④ 腎・泌尿器系 ………………………………………………… 68

⑤ 内分泌・代謝（糖尿病以外）……………………………… 78

⑥ 免疫・膠原病系 ……………………………………………… 82

⑦ 血液・リンパ系 ……………………………………………… 93

⑧ 神経系（脳血管障害以外）………………………………… 99

⑨ 精神疾患（うつ，統合失調症以外）……………………… 105

⑩ 産婦人科疾患 ………………………………………………… 116

⑪ 感染症 ………………………………………………………… 119

第3章 小児の臨床診断・治療の特性と演習

① 川崎病 ………………………………………………………… 142

② 腸重積症 ……………………………………………………… 146

③ 脱水 …………………………………………………………… 148

④ 喘息・細気管支炎 …………………………………………… 151

⑤ 小児の人工呼吸器管理中のトラブル ……………………… 156

⑥ 熱性けいれん・てんかん …………………………………… 159

⑦ 小児の感染症と予防接種 …………………………………… 163

第4章 高齢者の臨床診断・治療の特性と演習

① 症例を提示する前に …………………………………………………… 168

② 高齢者の不定愁訴 ……………………………………………………… 169

③ 高齢者の入院治療 〜多職種連携の重要性〜 ………………………… 172

④ 高齢者の脱水 〜その点滴，いつまでしますか？〜 ………………… 177

第5章 在宅医療の臨床診断・治療の特性と演習

① 「生活そのもの」を支える在宅医療………………………………… 182

② 在宅における急変時の対応…………………………………………… 186

③ 連携をどう進めるか…………………………………………………… 189

④ エンド・オブ・ライフケア…………………………………………… 191

第6章 救急医療の臨床診断・治療の特性と演習

総論 ………………………………………………………………………… 196

① A（airway：気道）の異常 ………………………………………… 197

② B（breathing：呼吸）の異常 ……………………………………… 200

③ C（circulation：循環）の異常……………………………………… 203

索　引 ……………………………………………………………………… 208

編集者と執筆者

編　集	高村　昭輝	金沢医科大学医学部医学教育学

執筆者
（執筆順）

第1章	堀端　　謙	福岡大学病院総合診療部
	原田　直樹	特定医療法人曙純会 津ファミリークリニック
	成島　仁人	特定医療法人曙純会 津ファミリークリニック
	小嶋　秀治	三重大学医学部亀山地域医療学講座 亀山市立医療センター内科（総合診療科）
	位田　　剣	みたき総合病院総合診療科
	御前　秀和	みさきファミリークリニック
	佐野　　樹	三重県立こころの医療センター
第2章	竹田　　啓	亀山市立医療センター内科（総合診療科）
	岩佐　　紘	三重県立一志病院家庭医療科
	家　　研也	聖マリアンナ医科大学 川崎市立多摩病院総合診療内科
	山本　政和	亀山市立医療センター内科（総合診療科）
	三好　　満	医療法人至捷会 木村病院内科・透析センター
	雨森　正記	医療法人社団弓削メディカルクリニック 滋賀家庭医療学センター
	北村　　大	三重大学大学院医学系研究科家庭医療学分野 三重大学医学部附属病院総合診療科
	加藤　大祐	三重大学大学院医学系研究科臨床医学系講座家庭医療学分野
	佐野　　樹	三重県立こころの医療センター
	宮﨑　　景	高茶屋診療所
	谷崎隆太郎	三重大学大学院医学系研究科名張地域医療学講座 名張市立病院総合診療科
第3章	島袋　林秀	聖路加国際大学大学院看護学研究科遺伝看護学 聖路加国際病院小児総合医療センター小児科
第4章	洪　　英在	三重県立一志病院家庭医療科
第5章	朝倉健太郎	社会医療法人健生会 大福診療所
第6章	橋本　修嗣	名張市立病院総合診療科
特定行為に係る 看護師の目	木澤　晃代	日本大学病院看護部
	諸岡健一郎	聖マリア病院救命救急センター救急室

第 **1** 章

5疾病の病態と臨床診断・治療の概論

① 悪性腫瘍

② 脳血管障害

③ 急性冠症候群

④ 糖尿病

⑤ 精神疾患（うつ，統合失調症）

第1章　5疾病の病態と臨床診断・治療の概論

① 悪性腫瘍

進行癌

症例
1

63歳，男性。大腸癌再発にて入院中。癌性疼痛があるため，経口麻薬製剤の内服中。腹痛の増悪，腹部膨満あり，ある夜大量に嘔吐した。腹膜転移による癌性腹膜炎を併発しており，腸閉塞をきたしていた。

症例
2

93歳，女性。認知症があり高齢者施設に在住。排便中に意識消失しトイレ内で倒れたため救急外来に搬送されてきた。来院後の検査にて，高度の貧血を認め消化管出血の診断にて入院となる。上部消化管内視鏡検査でBorrmann3型の胃癌が発見された。すでに肝転移しており年齢から考えて，手術や化学療法などの積極的治療の適応がないと判断された。

疫学：悪性腫瘍（悪性新生物）による死亡は，わが国の統計上1981年以降，常に死因の第1位を占めている。悪性腫瘍の部位別にみると，2014年の統計では，男性の第1位は肺癌，続いて胃癌，大腸癌，肝臓癌，膵臓癌の順であり，女性は第1位が大腸癌，肺癌，胃癌，膵臓癌，乳癌の順となっている。生涯悪性腫瘍で死亡する確率（累積死亡リスク）は，男性25%，女性16%であり，頻度の高い健康問題である[1]。

病態生理：遺伝，環境，老化，感染など複合的な要因が考えられている。一般的には高齢になるほど罹患率は高くなる。発症する部位，種類，進行度により症状は様々である。検診や人間ドックの普及により，未症状で早期に発見される場合もあるが，発見時すでに終末期状態の場合もある。治療は各腫瘍別に異なるが，手術療法，化学療法，放射線治療などの単独または組み合わせによる治療が行われる。

評価・判断・行動　症例1　進行大腸癌の症例

急性期における病状判断と想定される対応

評価：大腸癌の再発による癌性腹膜炎と腸閉塞のため，腹痛の増悪，腹部膨満，嘔吐をきたしていた。一般的には絶飲食，輸液管理，胃管やイレウス管による消化管減圧などの保存的治療がまず行われるが，改善しない場合には開腹手術による解除術が必要になることもある。嘔吐による誤嚥に注意し，高度の脱水がみられる場合があるため，その評価が必要となる。バイタルサイン，身体所見では皮膚のツルゴール低下，手指の爪にて毛細血管再充

① 悪性腫瘍

満時間（capillary refilling time：CRT）の遅延，腋窩皮膚の乾燥，腹部聴診にて腸蠕動音の低下，金属音の聴取などに注意する。本例は疼痛管理が経口麻薬製剤によって行われていたが，絶飲食管理になるため疼痛コントロールについて，代替療法の検討が必要となる。

判断：血圧低下や心拍数増加，身体所見にて脱水の所見を注意して観察する。疼痛のレベルを，Visual Analogue Scale（VAS）にて評価しておく。血液検査では，炎症の有無，脱水所見の程度を確認する。胃管挿入後は，排液量の測定，尿量の測定を行い，水分出納バランスを計算する。

行動：輸液量の管理が重要なため，水分出納バランスをチェックしたら輸液量の増減について検討する。ストレス潰瘍を発症すれば血性または黒色調の排液がみられる場合があり，制酸剤の投与について提案する。疼痛管理は重要であり，経口麻薬製剤の常用量から経皮製剤の量を計算し，切り替える。保存的治療に反応しない場合の開腹手術の必要性について予め検討しておく。

絶飲食と輸液開始　➡　水分出納バランスの評価　➡　輸液量の調整

回復期における病状判断と想定される対応

評価：保存的治療にて改善傾向の場合，腹痛や腹部膨満などの症状が改善する。胃管からの排液は減少し，排ガスがみられる。腹部聴診にて腸蠕動音は改善する。胃管の抜去，水分や食事の開始時期を検討する。食事開始となれば，輸液量の減量と中止時期を検討する。疼痛管理を経口薬に切り替えることが可能となる。

判断：諸症状の改善，腸蠕動音の回復，排便・排ガスの有無，胃管からの排液減少を回復の指標とする。

行動：胃管の抜去後，水分から経口摂取を開始する。低残渣の食事から開始して，徐々に食上げしていく。それとともに，輸液量を減量し，中止する時期を検討する。食事開始時期に合わせて，経口薬を再開し，経皮鎮痛剤による代替療法を中止する。

消化管運動改善の評価　➡　排便・排ガスの有無 胃管排液量の減少　➡　経口摂取の再開 経口内服薬の再開

慢性期（予防も含めた）における病状判断と想定される対応

評価：癌性腹膜炎のため，今後も腸閉塞を再発する可能性がある。また腹水貯留による腹部膨満や，食欲不振が起こり得る。麻薬製剤の増量による便秘や嘔気などの副作用も予想される。入退院を繰り返す可能性があり，終末期の過ごし方について患者本人や家族と検討する必要がある。

判断：体重低下，経口摂取量低下，るいそう，ヒポクラテス様顔貌，腹囲増悪，下腿浮腫は病状の進行によって著明となる．頻回の血液検査や画像検査は不要であり，主に症状と身体所見で判断可能である．

行動：疼痛の状態に合わせた経口麻薬製剤の増量を行う．レスキューを適宜使用し，疼痛の増悪がないように配慮する．経口摂取が困難になってきた場合は，経皮製剤に切り替える．終末期の過ごし方について，本人や家族とよく相談しておく．在宅死を希望される場合には，在宅緩和ケア医や訪問看護師と連携を図っておく．

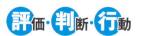

評価・判断・行動　症例 2　初診時に終末期と診断されたケース

急性期の病状判断と想定される対応

評価：本例は排便時の意識消失で救急搬送されたが，その原因は進行胃癌による出血性貧血であった．肝転移も見つかったが，認知症のある高齢者のため積極的な治療が困難である．生命予後の正確な予測は難しいが，一般的に考えて 6 ヵ月に満たない可能性が高い．積極的な治療が困難であっても，輸血療法や緩和医療などは可能である．吐血や下血を繰り返す可能性があり，施設への退院は困難であろう．

判断：バイタルサインのうち，特に血圧低下，心拍数増加は貧血によって起こり得る．身体所見にて，結膜や皮膚の蒼白を認め，肝転移による黄疸があれば皮膚黄染がみられる可能性がある．進行癌のため低栄養による「るいそう」がみられるかもしれない．腹部所見では，上腹部に腫瘤を触知するかもしれない．肝転移を伴う進行癌のため，左鎖骨上リンパ節が触知される可能性もある．直腸診では胃癌からの出血によるタール便の付着を認めるであろう．

行動：輸液ルートを確保し，採血を行う．赤血球，ヘモグロビン，ヘマトクリットの数値を確認する．吐血や下血を繰り返す可能性があり，緊急入院の適応である．肝転移を伴う進行胃癌であり，本例は高齢・認知症患者のため，治療の範囲が限定され，根治することは困難であることを家族に伝える必要がある．

① 悪性腫瘍

回復期における病状判断と想定される対応

評価：補液・輸血などの急性期治療により，バイタルサインは一時的に安定する。胃癌からの出血は続いているため，引き続き，吐血や下血，血圧低下などに注意する。絶食中であっても，タール便が続く可能性が高く，その頻度や量により出血量を推定する。疼痛や倦怠感，嘔気などの苦痛症状を見逃さないようにする。

判断：バイタルサインのうち，血圧と心拍数は重要であり，モニター装着にて病棟管理を行うことが望ましい。吐血，下血量はできれば正確な量を測定しておく。

行動：血圧低下や頻脈がみられた場合，担当医に報告し，輸液量の増量，輸血の適応について相談する。家族の希望を適宜確認し，急変時の対応について担当医とともに考え，医学的適応も考慮しつつ家族の意向に沿えるようにする。その際，専門医受診（セカンドオピニオン）を希望されるかどうか確認し，希望される場合には紹介状を作成する。希望されない場合には，推定予後が短いことを伝え，その間に緩和医療としてできる治療について説明し同意を得る。治療のオプションとしては，末梢静脈から行える最低限の補液療法，中心静脈から高カロリー輸液療法，輸血療法，経皮的麻薬製剤による疼痛緩和，頻回の吐血には経鼻胃管チューブ挿入がある。

出血量の予測
疼痛・苦痛症状の評価 → 血圧・心拍数測定
吐下血量の測定 → 輸血の適応の検討
麻薬製剤の使用
家族への配慮

慢性期（予防も含めた）における病状判断と想定される対応

評価：本症例の場合，初診時より終末期として考える。意識レベルは徐々に低下し，呼びかけに反応しなくなるであろう。バイタルサインの急激な変化は，死が差し迫っている可能性が高い。家族への付き添いの依頼をする時期を見逃さないようにする。苦痛症状は，表情（フェイススケール）や声からも判断が可能である。

判断：ハートモニター装着の上，バイタルサインの変化に注意する。吐下血量の測定は必要である。経鼻胃管チューブ挿入時には，排液量の測定をする。SpO_2の低下がみられれば，酸素投与の適応があるかもしれない。苦痛表情がみられる場合には，麻薬製剤の増量を検討する。

行動：すでに輸液増量や輸血では対応困難と考えられる場合には，苦痛緩和に重きを置いた治療方針が選択されるであろう。非侵襲的な方法で，苦痛緩和が図れる可能性がある場合には，酸素投与や麻薬製剤増量を含めて担当医に提言する。家族の不安を和らげる配慮も必要であり，病状説明と推定予後の見込み，家族への付き添いの願い，不安な思いを傾聴することなどが必要である。

第1章 5疾病の病態と臨床診断・治療の概論

| 意識レベルの評価
予後の推定 | → | 急な血圧・心拍低下
苦痛の表情 | → | 麻薬製剤の増量
家族への付き添い依頼
家族の不安軽減 |

❗ ワンポイントアドバイス

　症例1は，癌治療後の再発症例である。基礎疾患は大腸癌と判明しており，腸閉塞の診断も難しくはない。まだ終末期といえる段階ではないため，一般的な腸閉塞の治療に準じて管理すればよい。違いといえば，癌患者であり麻薬製剤による疼痛コントロールが行われている点である。絶食管理中は，経口薬が使用できないため，経皮製剤に速やかに切り替えることにより疼痛が悪化しないように配慮することが必要となる。おそらく，患者や家族は，癌との関連を予想し，不安が大きくなっているため，精神面での配慮も必要となるであろう。今後，近いうちに，末期状態に移行する可能性が高く，患者の尊厳に配慮した終末期医療について事前に検討しておく必要がある。

　症例2は，来院時に遠隔転移のある進行癌が判明した高齢者の症例であり，今後このような症例が救急受診されることも増えるであろう。状況は一般の悪性腫瘍患者の場合と異なり，早い段階から終末期医療としての対応が迫られる。できること，できないこと，家族の希望が合致しないこともあり，治療の選択に難渋することが多い。倫理的ジレンマに陥りやすく，医療者間での密なコミュニケーションを必要とする。多職種カンファレンスを開催し，医療者間でのコンセンサスを得て，最も良いと考える治療方針を共有しておく。希望に応じてセカンドオピニオンも勧められる。

　総じて，悪性腫瘍は早期発見・早期治療が勧められる疾患であり，過去に比較すると治療法も進歩しており，決して不治の病ではなくなっている。その反面，手を尽くしても根治が難しい場合もあり，特に超高齢社会を迎えるわが国では，緩和医療の重要性が増してきている。

✅ 関連する特定行為区分

- ☐ 栄養に係るカテーテル管理（中心静脈カテーテル管理）関連
- ☐ 栄養に係るカテーテル管理（末梢留置型中心静脈注射用カテーテル管理）関連
- ☐ 栄養及び水分管理に係る薬剤投与関連

✅ 特定行為に係る看護師のためのチェックポイント

- ☐ 基礎疾患の確認　　　　　　　　☐ 脱水のフィジカルアセスメント
- ☐ バイタルサインで脱水の程度を推測　☐ 水分出納バランスの計算

文献

1）厚生労働省. 死因順位（第5位まで）別にみた死亡数・死亡率（人口10万対）の年次推移.

② 脳血管障害

> **用語解説**

■ヴィジュアル・アナログスケール（Visual Analogue Scale：VAS）
100mmの線を紙に書き，両端を0，10として痛みがない状態を0，経験上最も強い痛みを10として，被験者の痛みはどの位置にあるのかを記してもらい，主観的な疼痛レベルを測定する。
■毛細血管再充満時間（capillary refilling time：CRT）
爪床を圧迫し，解除して2秒以内に赤みが戻らない場合は出血や脱水など循環血液量の低下を示唆する。
■ヒポクラテス様顔貌
悪性腫瘍患者の末期にみられる顔貌。やせにより頬骨や眼窩がはっきりとみえ，皮膚色は青白く乾燥してつやがみられない。
■セカンドオピニオン
現在の主治医以外の医師に，病状や治療方針について意見を求めること。

> **特定行為に係る看護師の目**

高齢患者は，食欲不振，ここ最近元気がないなど全身状態の悪化により悪性腫瘍と診断されるケースがよくあります。治療については，治療効果やADLへの影響に加え，本人の生き方など家族を含め十分検討し，症状緩和の方法など，病態や生活背景を理解した看護師の調整は重要です。できる限り経口での栄養補給が望ましいが，不可能であれば栄養の投与ルートを選択し，必要エネルギー量に見合った栄養を投与します。過剰な水分は浮腫や喘鳴など苦痛を増強するため注意が必要です。

第1章

② 脳血管障害

脳血管障害総論

病態生理：脳血管障害は，脳の一部が虚血あるいは出血によって一過性または持続性に障害された状態，または脳の血管が病理学的変化により障害された病態，と定義される。これには虚血性脳卒中（脳梗塞），出血性脳卒中（脳出血，クモ膜下出血）などがあり，その他頭蓋内動脈瘤や動静脈奇形，脳血管性認知症なども含まれる。ここでは主に脳卒中について述べる。脳卒中は，血管の局所的障害に起因する神経脱落症状の突然の発症として定義される。脳卒中の危険因子には，高血圧，糖尿病，脂質異常症などの基礎疾患のほか，喫煙，肥満，運動不足などの生活習慣が含まれる。脳卒中の神経症状は，障害された血管の支配領域の脳機能障害として脳局所症候を呈する。障害された領域の対側に運動障害（片麻痺），感覚障害（しびれ）が出現することが多く，構音障害，嚥下障害を伴うこともある。失語，失認，失行などの高次脳機能障害は中大脳動脈の障害でみられ，視野障害（半盲）は後大脳動脈の障害でみられる。脳

幹部の障害ではめまい，悪心，嘔吐を起こすことが多い。一般的に脳梗塞と一部の脳出血では運動・感覚・構音障害を起こしやすく，出血性脳卒中では頭痛，意識障害を起こしやすい。診断には頭部CT検査，頭部MRI検査が必須であり，CTは出血の超急性期診断に，MRIは梗塞の超急性期診断に優れている。治療はそれぞれの病態により異なるが，一般的に気道確保，酸素投与，輸液，血圧管理，血糖管理などの全身管理を行う。

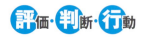

急性期における病状判断と想定される対応

評価：全身状態（呼吸，循環，意識）と局所神経症状（運動・感覚・構音障害や失語・失認など）を評価する。バイタルサイン，NIHSS（NIH Stroke Scale），症状の増悪がないかを1〜数時間毎に繰り返し評価する。

判断：救急処置（気道確保，酸素投与，輸液，血圧管理，血糖管理，けいれんへの対処など）が必要ないかを判断する。

行動：全身管理として，必要に応じて気道確保，酸素投与，輸液，血圧管理，血糖管理，けいれんへの対処などを行う。血栓溶解療法や手術適応について医師に相談する。

全身状態と局所神経症状の評価 ➡ 救急処置の必要性の判断 ➡ 全身管理，手術適応について医師に相談

回復期における病状判断と想定される対応

評価：全身状態と局所神経症状を継続して評価する。嚥下障害がある場合は誤嚥性肺炎を起こしやすいため嚥下機能評価や体温，呼吸状態の観察を行う。DVT（deep vein thrombosis，深部静脈血栓症）や褥瘡も起こしやすいため，下肢，皮膚（仙骨部や踵骨部などの褥瘡好発部位）の観察を行う。慢性期での生活について検討するために身体機能を評価する。

判断：症状の悪化や前述の合併症がないか判断する。身体機能から回復期リハビリテーション病棟やリハビリテーション専門病院に移るべきかどうかを検討する。

行動：全身管理を継続する。合併症を生じた時は病態に応じて対応できるよう，医師に提案する（嚥下機能評価，抗菌薬投与，弾性ストッキング着用，褥瘡処置など）。身体機能の回復を目指し積極的にリハビリテーションを行い，ADL次第ではリハビリテーション専門病院への転院を医師に提案する。社会復帰に向けて生活環境を整えるために，MSW（Medical Social Worker）らとカンファレンスを行い意思の統一を図る。

症状と身体機能の評価 ➡ 合併症の有無の判断と長期ADLの予後予測 ➡ 合併症への対応，リハビリの継続，生活環境の調整

② 脳血管障害

慢性期（予防も含めた）における病状判断と想定される対応

評価：血圧，血糖，脂質，喫煙の有無，食習慣，運動習慣など，脳血管障害に対する危険因子の管理状況を評価する。ADL，後遺症，生活状況を評価する。

判断：危険因子は良好に管理できているか，日常生活を維持できているか，介入の必要がないかを判断する。

行動：栄養指導や禁煙外来など，医療的介入による改善が見込めるものがあれば医師に提案する。日常生活において看護・介護的介入が必要なものがあれば看護計画を立てる。

危険因子と生活状況の評価 ➡ 介入の必要性の判断 ➡ 医師に介入の提案

❗ ワンポイントアドバイス

急性期において全身管理が必要な重症患者の場合は，看護師による頻回の評価が症状の経過を経時的に把握するのに重宝する。回復期においては，社会復帰に向けて嚥下機能評価や身体機能評価がなされていると，その後の生活環境の調整がスムーズに行える。

☑ 関連する特定行為区分

- □ 呼吸器（気道確保に係るもの）関連
- □ 呼吸器（人工呼吸療法に係るもの）関連
- □ 呼吸器（長期呼吸療法に係るもの）関連
- □ 動脈血ガス分析関連
- □ 栄養及び水分管理に係る薬剤投与関連
- □ 感染に係る薬剤投与関連
- □ 血糖コントロール係る薬剤投与関連
- □ 循環動態に係る薬剤投与関連
- □ 精神及び神経症状に係る薬剤投与関連

☑ 特定行為に係る看護師のためのチェックポイント

- □ 全身状態（呼吸，循環，意識）から重症度を評価
- □ 局所神経症状（運動・感覚・構音障害や失語・失認など）を評価
- □ 早期のリハビリテーション導入を勧める
- □ 身体機能を評価
- □ 社会復帰に向けて生活環境を整える

用語解説

■ NIHSS（NIH Stroke Scale）
脳卒中重症度評価スケールの1つ。15項目の評価を行い，満点が42点で，点数が高いほど重症である。脳卒中治療ガイドライン第2版では，26点以上はt-PA慎重投与と定められている。

脳梗塞

80歳，男性。糖尿病，高血圧症で近医通院中。今朝からしゃべりにくさ，呂律が回りにくいのを自覚していたためしばらく様子をみていたが改善せず，妻より表情の左右差を指摘されたため，午後に救急外来を受診した。

病態生理：脳梗塞とは，脳動脈の閉塞により灌流域の虚血が起こり，脳組織が壊死する病態である。動脈が閉塞する機序によって脳血栓症，脳塞栓症，血行力学性機序による脳梗塞に分類される。脳血栓症は動脈内壁にコレステロールなどが沈着しアテロームが形成され，動脈内腔が徐々に狭小化し，最終的に血栓により閉塞する。一方，脳塞栓症では心臓内や血管内で形成された血栓が血流に乗って脳の動脈に移動し血管を閉塞する。血行力学性機序による脳梗塞は，もともと主幹動脈に高度の狭窄がある状態で，全身の血圧低下により脳血流が低下した場合に起こる。いずれも病変部位に特徴的な局所神経症状（片麻痺，感覚障害，構音障害，失語・失認など）がみられる。

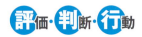

急性期における病状判断と想定される対応

評価：発症から4.5時間以内か以上かで治療法が異なるため，正確な発症時刻をできる限り聴取する。頭部CT検査，頭部MRI検査で新鮮梗塞巣の所見を確認する。頭部CT検査では発症12〜24時間までは病変がはっきり描出されないことがあるため，超急性期の脳梗塞を疑う時は緊急頭部MRI検査が必要となる。

判断：発症後何時間経過しているか，特に発症後4.5時間以内かどうかを判断する。

行動：発症後4.5時間以内であれば，血栓溶解療法（rt-PA静注療法）の適応である可能性があり，適応基準を確認し（チェックリストを活用），医師（脳外科医または神経内科医）に相談する。発症後4.5時間以降であれば，症状の増悪を防ぐために抗血小板薬の投与を開始する。降圧薬は基本的に中止する（脳血流量の自動調節能が破綻しており虚血領域が拡大する恐れがあるため）が，収縮期血圧220mmHg以上または拡張期血圧180mmHg以上の時は15％程度の降圧を行うよう医師に提案する。ADL向上のため早期のリハビリテーションの導入を勧める（発症日より各関節の可動域訓練を他動的に開始する）。

| 頭部画像検査の評価 | ⇒ | 発症後経過時間の判断 | ⇒ | 必要時は血栓溶解療法について医師に相談 |

② 脳血管障害

回復期における病状判断と想定される対応

評価：全身状態と局所神経症状を継続して評価する。
判断：全身状態と局所神経症状に悪化がないか判断する。
行動：状態が悪化している場合は脳梗塞の進行か，出血性脳梗塞の発症かを判断するために画像検査（頭部CT検査，頭部MRI検査）を医師に提案する。

症状を継続的に評価 ➡ 悪化がないか判断 ➡ 必要時は画像検査について医師に相談

✓ 特定行為に係る看護師のためのチェックポイント

☐ 正確な発症時刻をできる限り聴取
☐ 発症後4.5時間以内であれば，血栓溶解療法の適応基準を確認

用語解説

■血栓溶解療法［rt-PA（recombinant tissue-plasminogen activator，遺伝子組み換え組織プラスミノーゲンアクチベーター）静注療法］
血栓を薬剤で溶かし，閉塞していた血管を再び開通させる治療法。閉塞血管を再灌流することで神経症状を改善させることを目的としている。
■出血性脳梗塞
梗塞により虚血性変化を起こした血管に再び血液が流入した結果，梗塞部の組織に出血した状態。

脳出血

症例1　62歳，男性。高血圧症で近医通院中。昼の仕事中に突然，頭痛，しゃべりにくさ，右手の動かしにくさが出現したため，救急要請し当院へ搬送された。

病態生理：脳出血とは脳実質内の出血のことをいう。主な原因は高血圧であり，脳内血腫の圧迫により局所神経症状及び頭蓋内圧亢進症状を示す。血腫の部位や大きさによって様々な程度の頭痛，意識障害，脳局所症状を呈する。4大好発部位は被核，視床，橋，小脳であり，他に皮質下，尾状核，中脳などがある。

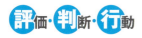

急性期における病状判断と想定される対応

評価：頭部CT検査で血腫の部位，大きさを確認する。

第1章　5疾病の病態と臨床診断・治療の概論

判断：意識障害や瞳孔散大などの切迫する脳ヘルニアを示す所見や血腫の部位から血腫除去術の適応か否かを判断する。

行動：血腫除去術の適応が考えられる時は医師（脳外科医）に相談する。降圧薬は基本的に中止されるが，収縮期血圧180mmHg以上または拡張期血圧130mmHg以上の時は15%程度の降圧を行う（医師に提案する）。ADL向上のため早期のリハビリテーションの導入を勧める。

　頭部画像検査の評価　➡　手術適応について判断　➡　必要時は血腫除去術について医師に相談

回復期における病状判断と想定される対応

評価：全身状態と局所神経症状を継続して評価する。

判断：全身状態と局所神経症状に悪化がないか判断する。

行動：状態が悪化している場合は血腫の増悪，再出血，水頭症などの合併症の発症かを判断するために画像検査（頭部CT検査，頭部MRI検査）を医師に提案する。

　症状を継続的に評価　➡　悪化がないか判断　➡　必要時は画像検査について医師に相談

☑ 特定行為に係る看護師のためのチェックポイント

☐　血腫除去術の適応が考えられる時は医師（脳外科医）に相談

クモ膜下出血

症例1　50歳，女性。高血圧症で近医通院中。本日昼食中に，突然バットで殴られたような激しい頭痛が出現し，嘔吐もあり，ぐったりしていたため，救急要請し当院へ搬送された。

病態生理：クモ膜下出血とは，脳血管の破綻により出血が脳表やくも膜下腔に生じるものである。原因は脳動脈瘤が最多（80%，40〜60歳代の女性に好発）で，次いで動静脈奇形（約10%，20〜40歳代の男性に好発），もやもや病などがある。脳動脈瘤の好発部位は，内頸動脈―後交通動脈分岐部（IC-PC），前交通動脈，中大脳動脈第1分岐部である。発症は突然の激しい頭痛，吐き気，嘔吐を特徴とし，意識障害も約半数で出現するが，意識障害は一過性で回復することもある。項部硬直やKernig徴候など髄膜刺激徴候を認めるが，発症24時間以内には明らかでない場合もある。診断は単純CT検査で行い，95%以上の割合で72時間以内にくも

膜下腔及び脳槽に広がる高吸収域を認める。典型的にはヒトデ型（ペンタゴンとも）だが，少量または時間が経過した時はCTで診断できないことがあり，CTで出血が確認できなくてもクモ膜下出血を疑う時はMRI検査や髄液検査を行う。治療は全身管理とともに，再出血予防のため降圧，鎮静，鎮痛を行う。神経学的重症度をHunt and Kosnik（H&K）分類やWorld Federation of Neurological Surgeons（WFNS）分類を用いて評価し，重症でない場合は72時間以内に再破裂予防のため外科治療が推奨される。また，発症後約72時間以降に脳血管攣縮を起こすことがあり，これの予防と治療目的にtriple H療法として人為的高血圧（hypertension），循環血漿量増加（hypervolemia），血液希釈（hemodilution）を行う。

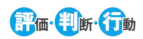

急性期における病状判断と想定される対応

評価：神経学的重症度をH&K分類やWFNS分類を用いて評価する。頭部CT検査で出血の所見を確認する。

判断：神経学的重症度から手術適応か否かを判断する。

行動：再破裂予防のため，降圧薬の持続点滴などで収縮期血圧120〜130mmHgを目標として降圧する。けいれん発作に対して，または鎮静目的に，抗けいれん薬を投与する。手術適応か否かを医師（脳外科医）に相談する。

神経学的重症度と頭部画像検査の評価 → 手術適応について判断 → 降圧薬・抗けいれん薬の投与，必要時は手術について医師に相談

回復期における病状判断と想定される対応

評価：全身状態と局所神経症状を継続して評価する。

判断：全身状態と局所神経症状に悪化がないか判断する。

行動：状態が悪化している場合は再破裂，水頭症，脳血管攣縮，低ナトリウム血症などの合併症の発症かを判断するために血液検査や画像検査（頭部CT検査，頭部MRI検査）を医師に提案する。

症状を継続的に評価 → 悪化がないか判断 → 必要時は血液・画像検査について医師に相談

第1章　5疾病の病態と臨床診断・治療の概論

▓▓▶ 慢性期（予防も含めた）における病状判断と想定される対応

評価：認知症，尿失禁，歩行障害が出現していないか継続して評価する。

判断：状態に悪化がないか判断する。

行動：状態が悪化している場合は正常圧水頭症の発症かを判断するために画像検査（頭部CT検査）を医師に提案する。

症状を継続的に評価　➡　悪化がないか判断　➡　必要時は画像検査について医師に相談

❗ ワンポイントアドバイス

　急性期の全身管理において最も重要なことは，再破裂を起こさないようにすることであり，遮光された部屋で絶対安静とし，体位交換はできるだけ静かに動かし，対光反射の確認も極力避けるなど，外部からの刺激を最小限にしなければならない。急変時に備えて，すぐに挿管できるよう救急カートなどを準備しておくことも必要である。

☑ 特定行為に係る看護師のためのチェックポイント

☐　神経学的重症度をH&K分類やWFNS分類を用いて評価

☐　手術適応について医師（脳外科医）に相談

参考文献

・福井次矢，黒川　清 監．ハリソン内科学．第4版．東京，メディカル・サイエンス・インターナショナル，2013, 2832-57.
・水野美邦．神経内科ハンドブック−鑑別診断と治療．第4版．東京，医学書院，2011, 546-630.
・岡庭　豊．病気がみえる vol. 7 脳・神経．第1版．東京，メディックメディア，2011, 50-127.
・竹村信彦．系統看護学講座 専門分野Ⅱ 成人看護学7 脳・神経．第14版．東京，医学書院，2016年．124-45.

特定行為に係る看護師の目

急性発症の場合が多く，発症時間や症状の把握などの現病歴に加え，麻痺の有無，構音障害などの神経学的所見の評価などから緊急度重症度を判断することが重要です。NIHSS，H&K分類やWFNS分類などの客観的な評価は欠かせません。回復期においては，機能障害が残る場合が多く，嚥下困難による肺炎，摂食，運動量の低下による排泄障害などにも留意する必要があります。

③ 急性冠症候群

症例1 典型的な急性心筋梗塞
60歳，男性。高血圧で近医に通院中。雪かきをしていたところ突然胸痛を自覚し，何とか歩いて受診した。

症例2 不安定狭心症
70歳，女性。特に既往がない。1週間前に，散歩に出かけて10分後に胸痛を自覚するようになった。今回は，歩いて1分くらいしてから胸痛があるため受診した。病院に到着後には胸痛は軽減したが残存している。

病態生理：急性冠症候群（acute coronary syndrome：ACS）とは，不安定狭心症，非ST上昇型心筋梗塞（non-ST elevation myocardial infarction：NSTEMI），ST上昇型心筋梗塞（ST elevation myocardial infarction：STEMI）を総称した疾患群である。通常は冠動脈血流の低下に続発する急性の心筋虚血及び／または壊死によって生じる。胸痛の特徴，特有の随伴症状，心電図異常，心筋傷害の血清マーカーなどから総合的に診断する。迅速に初期介入を行い，治療を開始する。経皮的冠動脈形成術（percutaneous coronary intervention：PCI）による再灌流療法を第1に考え，状況に応じて血栓溶解療法を選択する。冠動脈バイパス術（coronary artery bypass graft：CABG）の適応となることもある。診断時から中長期的視点をもって，リスク評価を行い，薬剤投与を開始するとともに，食事や運動に関する行動変容に着手する。慢性期には，心臓リハビリテーションを継続し，禁煙などに取り組み，再梗塞のリスクを低下させることを目標とする。

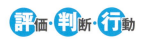

急性期における病状判断と想定される対応

評価：胸部不快感，呼吸困難，その他の疑わしい症状の患者で診断を考慮する。女性，高齢者，糖尿病のある患者は非典型的な症状を呈することがある。非虚血性胸痛（例：大動脈解離，肺塞栓，食道破裂）を区別することも重要である。到着から10分以内に12誘導心電図を施行する。最初のECGでは診断できないことがあり，胸痛が消失するまで，または確定診断がつくまでは，10～15分毎に繰り返すことが重要である。心臓バイオマーカー（トロポニンが好まれる），電解質及びヘマトクリット／ヘモグロビンを調べるために採血する。抗凝固薬服用中の患者や他に適応になる場合（例：既知の凝固障

第1章　5疾病の病態と臨床診断・治療の概論

害）には凝固検査を行う。

判断：STEMIでは，ST上昇が2つの隣接する誘導で1mm以上（0.1mV），またはV2とV3で2mm以上（2mV），または新たな左脚ブロックがあり，ACSに矛盾しないプレゼンテーションの場合に診断する。ECGで疑わしいが診断的ではない場合，早期に循環器医にコンサルトする。STEMIでは，PCIによる再灌流療法が第1選択である。最初の医療コンタクトから120分以内にPCIができない場合，症状が12時間以内である場合，禁忌がない場合には血栓溶解療法で治療する。12時間以上症状がある患者に，血栓溶解療法は適応ではない。自院でPCIを施行しない場合には，30分以内に判断し，転送の準備を行う。

NSTEMIでは血栓溶解療法は有益でない。血行力学的不安定性や心原性ショック，高度の左心機能不全や心不全，集中的薬物治療を行っても再発または持続する安静時狭心痛，新たなまたは増悪した僧帽弁閉鎖不全や新たな心室中隔欠損，持続性の心室性不整脈がある場合には，緊急冠動脈造影及び血行再建を推奨する。

行動：救急カートを準備し，心電図を継続的にモニターし，左前腕で末梢静脈路を確保する。心原性ショック，左心不全，持続性の心室性不整脈が存在する場合には，緊急の循環器コンサルトが必要である。心室性不整脈があれば，迅速にACLSのプロトコールに沿って治療を開始する。初期介入として，アスピリンアレルギーや消化管出血がない限り，アスピリン162〜325mgまたはバイアスピリン200〜300mgを噛むまたは内服（不可能な場合は直腸に挿入）するように指示する。SpO$_2$が90%以上を維持するように酸素投与を行う。Door to Baloon（病院到着からPCIまで）90分以内を目標に行動する。心不全徴候がなく，心不全高リスクもなく，血行動態の悪化，徐脈や重症の反応性気道疾患がない場合に，β遮断薬（例；メトプロロール25mg経口）を投与する。許容できない，持続する不快感や心筋虚血に関連する不安に対しては，硫酸モルヒネ（2〜4mgゆっくり静注，5〜15分毎）を投与する。スタチンを使用していない患者，または低〜中強度のスタチンを服用している場合には，PCI前に可及的速やかにアトルバスタチン20mgを開始する。

病歴聴取，ECG・採血　➡　PCIなどの適応，転送などの判断　➡　必要な薬剤の投与

回復期における病状判断と想定される対応

評価：STEMIでは，再発性胸痛は，典型的には再発性虚血（20〜30%），再梗塞（3〜5%）及び梗塞後心膜炎（心膜摩擦音が存在）によって生じる。NSTEMIでも生じる可能性があるため，慎重に経過観察を行う。心室性不整脈がある場合には，植え込み型除細動器の適応を考慮する。

③ 急性冠症候群

入院中の活動レベルは臨床状態で決まるため，適切な止血が得られているかを確認する。退院前に，患者に対して早期（診断後すぐ）及び後期（退院前後）のリスク階層化を行うべきである。薬物療法により，急性心筋梗塞になった患者のその後の虚血イベントや死亡率を減少させうる。死亡率へのベネフィットが30日以内にみられるので，退院前に開始すべきである。退院に向けて，行動や生活様式のおける変化（禁煙，食生活の改善及び心臓リハビリテーション）に関するカウンセリングを行う。

判断：再発性胸痛がある場合に，もともとの梗塞（通常12時間以内）に関連する症状なのか，再発性虚血や再梗塞，または梗塞後心膜炎（通常24時間以上）を表すのかを，時間経過，ECGでの虚血性ST変化，心臓バイオマーカーの上昇または下降により判断する。心筋梗塞後18時間以内では，心臓バイオマーカーの再上昇のみでは診断の際に信頼性が低く，ECGでのST再上昇と組み合わせることが重要である。

合併症（狭心症や虚血の証拠，出血，心不全，イベントから72時間後の不整脈）のないほとんどの患者は，動脈穿刺側からの出血リスクが低い場合に歩き回ることができる。早期リスク層別化は，TIMIリスクスコアまたはGRACEリスクモデルで行う。後期リスク層別化の主な構成要素は，左室駆出率（LVEF）と，多くの患者では，見込まれる残余虚血を検出するためのストレステストである。退院前ストレステストは，PCI，CABG及び完全に再貫通した場合には通常行わない。そのような患者には，退院後数週間以上経った後に，心臓リハビリテーションプログラムや活動カウンセリングの一部として運動テストが行われることが多い。

行動：胸痛の有無，心電図モニターで虚血性変化の有無を監視する。再発性虚血などが生じた場合には，β遮断薬や硝酸薬により酸素需要を減少し，虚血を減少させる。PCIも選択肢の1つである。

再灌流療法を施行した患者では，止血が得られ，進行中の虚血症状がなければ3～6時間後に歩行を許可し，漸進的に活動レベルを上げていく。再灌流療法を施行していない患者では，心臓バイオマーカーの上昇ピークから3～6時間後に付随する合併症がなく，血行力学的に安定している場合に歩行を開始できる。合併症がなく，心筋梗塞後に無症状の患者では，大部分が安全に2週間以内で，仕事を含む非身体的活動へ復帰可能である。追加の薬物療法，予防について表1-1に示す。患者の状態に応じて，退院処方を行う。リスク評価を行うことで，本人や家族へ将来何が起きるかの感覚を提供できる。

入院中に心臓リハビリテーションプログラムへの紹介を行い，退院後も継続的に行うように指導する。退院後の生活を視野に入れて，喫煙の有無，食事や運動習慣を聴取し，慢性期の行動変容へつなげる。

再発性胸痛の有無及び止血を確認 → 合併症がなければ歩行開始，リスク階層化 → 追加薬物療法を開始，行動変容に着手

第1章　5疾病の病態と臨床診断・治療の概論

薬剤及び行為	適応	タイミング
アスピリン	禁忌が無い限り全例	診断後可及的速やかに
P2Y12受容体拮抗薬※	ST上昇型心筋梗塞	診断後可及的速やかに
スタチン	禁忌が無い限り全例	可及的速やかに
経口心臓選択的β遮断薬	禁忌が無い限り全例	
ACE阻害薬	糖尿病, 心不全, 左室駆出率40%未満, 高血圧	
硝酸薬	再発虚血, 高血圧, 心不全	初めの24～48時間は有用
Ca拮抗薬	β遮断薬開始後も虚血症状がある場合	
	β遮断薬に耐えられない場合	
	β遮断薬が禁忌の場合の頻拍性心房細動	
PPI	消化管出血予防 （PCIを受けた患者の1.2～2.4%に生じる）	抗血小板療法開始後速やかに
血糖コントロール	標準的なケアとして	
静脈血栓塞栓症（VTE）予防	24時間以内のベッドレストには不要 24時間を超えるベッドレストでは 　未分画ヘパリン, 低分子ヘパリン, 　フォンダパリヌクス	患者が歩き回るまで
赤血球輸血	Hbが8～10g/dL以下の場合に推奨	

※ P2Y12受容体拮抗薬；クロピドグレル, チクロピジン, プラスグレル

表1-1　急性期・回復期における薬剤及び行為の適応とタイミング

慢性期（予防も含めた）における病状判断と想定される対応

評価：胸痛や不整脈の有無, 服薬状況及び有害事象の有無について確実に聴取する。高血圧, 糖尿病及び脂質異常症のコントロール状況, ワクチン接種の有無を把握し, 禁煙, 食事及び運動に対する取り組みを確認する。心理社会的問題を抱えていないか, ストレスなどについても聴取する。

判断：疾患コントロールの指標とその根拠を表1-2に示す。薬剤性の電解質異常にも注意する。リハビリテーション, ヘルスメンテナンス及び行動変容などについては, 健康運動指導士, 栄養士, 理学療法士及び家庭医（総合診療医）などの各専門家の支援を得ることも重要である。特に高齢者では, 介護保険の申請, 認知症や家族の支援の有無などを把握し, 第三者による支援の必要性を検討する。

行動：疾患コントロール, ヘルスメンテナンス, 及び危険因子に関する行動変容に継続的に関わる。NSTEMIの患者は, STEMIの患者よりも入院中死亡率は低いが, 長期間アウトカムでは同じか, もしかしたら悪いことに注意する。

胸痛・不整脈の有無, 服薬状況, 活動性などの確認　➡　疾患コントロール状況, リハビリテーションの状況を確認　➡　ヘルスメンテナンス, 行動変容を継続

③ 急性冠症候群

	種類	適応及び期間
薬剤	抗血小板療法 （チクロピジンまたはクロピドグレル）	ベアメタルステントでは1ヵ月，薬剤溶出ステントでは12ヵ月
	ニコランジル	安定型狭心症を伴う場合

	項目	根拠
疾患	糖尿病（目標：HbA1c 7.0%未満）	
	高血圧（目標：収縮期130～140， 拡張期80～90）	全死亡率，心筋梗塞，不安定狭心症，30日の時点での血行再建や脳卒中の率が最も低い
	脂質異常症（目標：LDL 100未満）	
ヘルス メンテナンス	ワクチン （インフルエンザウイルス，肺炎球菌）	冠動脈及び他のアテローム性動脈疾患の成人の包括的2次予防の一部分として
	ストレスマネジメント	心理社会的ストレス要因が急性心筋梗塞後の不良な予後に関連 感情的ストレスを減少させることがアウトカムを改善する
行動変容	禁煙	再発心筋梗塞のリスクを減らす。1つの研究では，1年で50%に，2年で非喫煙者のリスクまで減少
	食事	健康な食習慣と堅実なダイエットは，冠動脈疾患のリスクを下げる
	運動	活動レベル上昇が良好なアウトカムと関連する
	心臓リハビリテーション	多因子の心臓リハビリテーションが，全体的かつ心臓血管性の死亡率に関して顕著に長期間減少させうる

表1-2　慢性期における管理の指標とその根拠

❗ ワンポイントアドバイス

　筆者の経験からは，最初の心電図で診断に至らず，繰り返し施行することで診断できることが多い事実を強調したい。

　急性冠症候群のイベント発生直後は，迅速な対応を要する。一方で，退院準備からは慢性疾患の管理と患者の行動変容が主な課題である。診察室の中では患者の生活の一部分を把握しているに過ぎず，状況に応じて多職種による多角的なケアが必要な疾患である。

✅ 関連する特定行為区分

- ☐ 循環器関連
- ☐ 循環動態に係る薬剤投与関連
- ☐ 動脈血ガス分析関連
- ☐ 精神及び神経症状に係る薬剤投与関連

✅ 特定行為に係る看護師のためのチェックポイント

- ☐ 初期対応　10分以内に病態評価を行う（基礎疾患，バイタルサイン，SpO₂，採血，胸部エックス線，可能なら心エコー）
- ☐ 心電図評価は，最初で診断に至らない場合には繰り返す
- ☐ 末梢静脈路確保，必要なら酸素投与，麻薬投与を行う
- ☐ 自院でPCIができない場合には，滞在時間30分以内に緊急PCIが可能な病院へ転送する判断を行う
- ☐ Door to Baloon（病院到着からPCIまで）90分以内を目標に行動する

第1章　5疾病の病態と臨床診断・治療の概論

- □　必要な薬剤投与を順次開始する
- □　ヘルスメンテナンス（ワクチン接種，ストレスマネジメント）を行う
- □　行動変容（食事，運動，禁煙）に関わる

特定行為に係る看護師の目

ACSの患者は明らかに典型的な胸痛を訴える場合と，首が痛い，あごが痛い，歯がうずくというような否典型的な痛みを訴える場合があります。病歴，年齢，既往などからACSのリスクが疑われる場合には，治療，検査がスムーズに行えるよう多職種が連携してプロトコールなどを活用し再灌流までの時間を最小限にすることが必要です。慢性期では生活習慣の変容が継続的に実施できているのか確認し，再発予防指導が重要です。

---

④ 糖尿病

症例1　72歳，女性。意識障害で救急外来に搬送された。糖尿病治療のため近医に通院していたが，2〜3日前から下痢が続いていた。

症例2　36歳，男性。口の渇きを感じたため外来受診した。炭酸飲料水が好きで，1日2L以上飲んでいた。血液検査をしたところ，血糖値は400mg/dL台，HbA1cは10％以上だった。

病態生理：インスリンは血糖を下げる唯一のホルモンとして膵臓のβ細胞から分泌される。その作用が不足することで，血糖値が慢性的に高くなり糖尿病へと進行していく。インスリン作用不足とは，①膵β細胞からの分泌低下，②筋肉，肝臓などの組織におけるインスリン感受性の低下，の2つとされている。しかし生活習慣病としての糖尿病では，この2つを明確に分けることは難しく，混在していることが多い。診断は空腹時血糖値，HbA1cを用いる。治療には，食事療法，運動療法，そして薬物療法がある。

評価・判断・行動

急性期における病状判断と想定される対応

評価：糖尿病を患っている患者の意識障害では，血糖値の異常を考える。高血糖，低血糖のどちらも意識障害の原因となりえる。高血糖の一般的な症状として，口渇，多飲，多尿などの症状が出てくることがあるが，軽症の場合は症状なく健診で指摘されることも多

④ 糖尿病

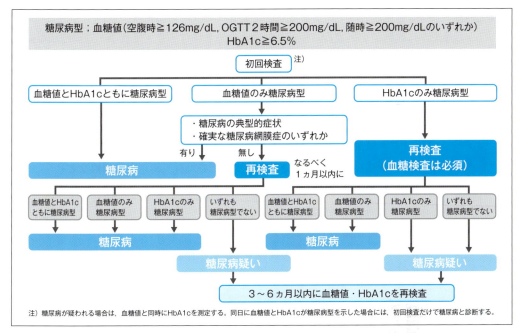

図1-1　糖尿病の臨床診断フローチャート
(日本糖尿病学会 編・著. 糖尿病治療ガイド2016-2017. 東京, 文光堂, 2016, 21より引用改変)

高　値	低　値
鉄欠乏状態 急速に改善した糖尿病	鉄欠乏性貧血の回復期 溶血 肝硬変 透析 EPO製剤で治療中の腎性貧血

図1-2　HbA1cに影響を与える病態

い。また他科から紹介されることもあり，視力低下を主訴に眼科を受診したところ，糖尿病を疑われて内科紹介となる症例もある。

判断：意識障害の鑑別として，血糖値を測定することを忘れない。糖尿病患者は様々な急性疾患により血糖値のコントロールが悪化する。感染，外傷などを併発すると，コルチゾールなどのストレスホルモンやカテコールアミンの分泌が亢進し，血糖上昇に働く。一方，食欲不振・嘔吐・下痢に伴いエネルギー不足に陥ると，低血糖に傾く。緊急性がなければHbA1cも含めて通常の血液検査を行う。HbA1cは病状経過の指標となる検査である。糖化蛋白で半減期が約30日間という性質をもち，先行する約2ヵ月間の平均血糖値を反映している。空腹時血糖値が100mg/dLで5.6%，110mg/dLで6.0%に相当し，6.5%以上になると糖尿病網膜症が発症するリスクが上がる。赤血球の寿命により影響を受け，貧血があると値が低くなることがある。

第1章

27

第1章　5疾病の病態と臨床診断・治療の概論

行動：低血糖の場合には直ちにブドウ糖の投与が必要であり，高血糖の場合はインスリンを投
　　　　与し速やかに血糖値を下げる。症例2のような患者には，まずは食事・運動療法を勧め
　　　　る。しかし最初から薬物療法を併用し，糖毒性が疑われる場合にはインスリン療法から
　　　　始めることもある。インスリン療法は，あらゆる種類・病期の糖尿病患者が適応となる
　　　　が，絶対的と相対的な適応に分けられる。

　　　　　　絶対適応）　● 1型糖尿病
　　　　　　　　　　　　●糖尿病昏睡（糖尿病ケトアシドーシス昏睡，高血糖高浸透圧症候群）
　　　　　　　　　　　　●重症感染症の併発，中等度以上の外科手術（全身麻酔など）
　　　　　　　　　　　　●糖尿病合併妊娠
　　　　　　相対適応）　●著明な高血糖
　　　　　　　　　　　　●経口薬で十分な効果が得られない
　　　　　　　　　　　　●腎機能障害などの臓器障害があり食事療法では効果が得られない

　　　　　　血糖値の測定　➡　原因検索　➡　血糖値改善

　インスリン製剤には，ヒトインスリンとインスリンアナログの2種類ある。ヒトインスリン
は遺伝子組み換え技術により製造されたインスリン製剤である。その立体構造を変化させたの
がインスリンアナログで，毛細血管への吸収が速やかになり，食事30分前に接種する必要がな
くなった。治療では，基礎インスリン補充と追加インスリン補充に分けられるが，両成分を
ミックスした混合型インスリンもあり，患者の状態に合わせてインスリン製剤を選択する。

回復期における病状判断と想定される対応

評価：血糖値の推移に注意する。

判断：血糖値の異常が持続する場合は，投与しているインスリン量が適当か考える。インスリ
　　　　ン自己注射の導入が必要と考えられる患者に対して，どのインスリン製剤を使用するか
　　　　を決めるために，個人の生活スタイルや理解度にまで気を配る。

行動：インスリン投与量の調整は3日に2～4単位を目安とする。追加インスリン補充は，食後
　　　　門脈から流入するブドウ糖を制御するために使用する。効果判定には食直前の血糖値を用
　　　　い，基礎インスリン（責任インスリン）を，1～2日毎に2～4単位ずつ増減させる。併用
　　　　する場合には，最終的に基礎インスリンの投与量が1日総量の約40％になるように調整す
　　　　る。混合型インスリン製剤は，製品によって配合比率が異なる。症例に合わせて製品を選
　　　　ぶが，利便性から1日2回投与を選択する機会が多く，1日投与量の約3分の2は朝食前
　　　　に，約3分の1を夕食前に投与としている。経口血糖降下薬とインスリン療法を併用（basal
　　　　supported oral therapy：BOT）することもあり，利便性，認容性が高く，外来診療でも
　　　　導入が可能である。内服のみでコントロールが難しい2型糖尿病の患者で行うことが多

④ 糖尿病

製品名	一般名	発現時間	最大作用時間	持続時間
超速効型インスリンアナログ製剤				
ノボラピッド®	インスリンアスパルト	10〜20分	1〜3時間	3〜5時間
ヒューマログ®	インスリンリスプロ	15分未満	0.5〜1.5時間	3〜5時間
アピドラ®	インスリングルリジン	15分未満	0.5〜1.5時間	3〜5時間
速効型ヒトインスリン製剤				
ノボリン®R	生合成ヒト中性インスリン	約30分	1〜3時間	約8時間
ヒューマリン®R	ヒトインスリン	30分〜1時間	1〜3時間	5〜7時間
持効型溶解インスリンアナログ製剤				
トレシーバ®	インスリンデグルデク	該当なし	明らかなピークなし	42時間以上
レベミル®	インスリンデテミル	約1時間	3〜14時間	約24時間
ランタス®	インスリングラルギン	1〜2時間	明らかなピークなし	約24時間
中間型インスリンアナログ製剤				
ヒューマログ®N	中間型インスリンリスプロ	30分〜1時間	2〜6時間	18〜24時間
中間型ヒトインスリン製剤				
ノボリン®N	生合成ヒトイソフェンインスリン	約1.5時間	4〜12時間	約24時間
ヒューマリン®N	ヒトイソフェンインスリン	1〜3時間	8〜10時間	18〜24時間
混合型インスリンアナログ製剤				
ヒューマログ®ミックス25	インスリンリスプロ混合製剤-25	15分未満	0.5〜6時間	18〜24時間
ノボラピッド®30ミックス	二相性プロタミン結晶性インスリンアスパルト	10〜20分	1〜4時間	約24時間
ノボラピッド®50ミックス	二相性プロタミン結晶性インスリンアスパルト	10〜20分	1〜4時間	約24時間
ヒューマログ®ミックス50	インスリンリスプロ混合製剤-50		0.5〜4時間	18〜24時間
ノボラピッド®70ミックス	二相性プロタミン結晶性インスリンアスパルト	10〜20分	1〜4時間	約24時間
混合型ヒトインスリン製剤				
ノボリン®30R	生合成ヒト二相性イソフェンインスリン	約30分	2〜8時間	約24時間
ヒューマリン®3/7	ヒト二相性イソフェンインスリン	30分〜1時間	2〜12時間	18〜24時間

表1-3 インスリン製剤一覧表

い。インスリン注射は専用注射器によって皮下脂肪層に注入する。注射する部位は，腹部，臀部，大腿部，上腕三角筋部が候補となるが，腹部が他の部位より安定して速やかに効くため，よく選択される。腹部の場合は，臍中心直径5cmを避けて注射する。妊娠中でも注射可能だが，痩せている妊婦には他の部位への注射も検討する。同様な部位に注射を繰り返すと，皮下組織の脂肪増生や萎縮が出現するため，前回注射した箇所から2〜3cm離れた箇所に注射する。萎縮は同部位への注射を回避することで，1年ほどで改善する。

血糖値の推移 ➡ インスリンの投与量チェック ➡ インスリン投与量の変更

▶ 慢性期（予防も含めた）における病状判断と想定される対応

評価：自己注射の手技に問題はないか，決められた単位数や回数を守れているかを評価する。
　　　血糖自己測定の値が重要となるが，患者の自己申告を時には疑うことも必要となる。
判断：高齢者では合併症の進行予防だけでなく，生活機能やQOLの維持を念頭におく必要が

ある。高齢者は低血糖を起こしやすく，低血糖自体が認知症，転倒のリスク因子となる。発汗，動悸，めまい，ふらつき感といった症状が出にくい傾向にあり，認知機能の低下が唯一の症状のこともある。検査結果だけでなく，日常生活を丁寧に聞くことで，現治療の是非を判断する。

行動：薬物療法のみでなく，食事・運動についても把握する。投薬を変更しなくても，食事や運動についての指導だけでも改善することがある。長期的には，動脈硬化症の発症・進展を阻止・抑制し，健常人と同様のQOLを保つことにある。つまり合併症の予防である。熊本宣言2013では早期から良好な血糖値を維持し，HbA1c 7％未満に保つことを合併症の予防として推奨している。ただし低血糖のリスクが高い患者などの治療困難例は，8％未満と緩めに設定している。糖尿病網膜症が合併している場合は，血糖コントロールを慎重に行う必要がある。血糖値の急激な低下により網膜症が悪化する可能性が指摘されており，治療開始前に眼科受診が望ましい。適切な低下速度は明らかになっておらず，1ヵ月にHbA1c値0.5～1％程度低下のコントロールが指標とも言われているが，患者の状況に合わせた対応が必要となる。シックデイでは血糖の推移に注意が必要である。特に低血糖は，重症になると心血管病リスクの上昇との関連が指摘されており，症状や対処を含めて患者・家族への指導が重要となる。食前インスリンは，食事が半量以上摂取できれば通常量を，経口摂取できず血糖値が高値の場合は半量を目安に摂取する。また医療機関受診の判断基準も事前に伝えるなどの配慮も忘らない。主治医の指示を早めに得るように指導しておくことが望ましい。

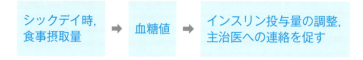

❗ ワンポイントアドバイス

症例1のように救急搬送では，既往歴などの情報が乏しい場合もあるが，血糖値測定を忘れないようにする。意識障害＋半身麻痺で脳梗塞を疑ったが実は低血糖だったという症例を経験したことがある。

```
1．急性疾患の症状が強く，改善がない時
    ・発熱，嘔吐，下痢，疼痛など
2．食事摂取が困難な時
3．脱水症状が強い時
4．意識レベルの低下がある時
5．SMBG値の高値（350以上）が続く時
```

図1-3　シックデイ時の医療機関受診の判断基準

⑤ 精神疾患（うつ，統合失調症）

☑ 関連する特定行為

☐　インスリンの投与量の調整

☑ 特定行為に係る看護師のためのチェックポイント

☐　血糖測定　　　　　　　　　　　☐　インスリン使用手順の確認

文献
1）　日本糖尿病学会 編・著．科学的根拠に基づく糖尿病診療ガイドライン2013．東京，南江堂，2013．
2）　日本糖尿病学会 編・著．糖尿病専門医研修ガイドブック，改訂第6版．東京，診断と治療社，2014．

用語解説

■責任インスリン
血糖値に最も影響を与えているインスリン。
■BOT（basal supported oral therapy）
経口血糖降下薬と基礎インスリンを組み合わせた方法。空腹時高血糖を単回のインスリンで下げ，内服薬
だけではコントロールが難しい場合，インスリンの頻回投与が難しい場合などに有用。

特定行為に係る看護師の目
意識障害患者では，原因検索が重要であり血糖測定はすべての患者に実施すべきです。低
血糖の場合には，ブドウ糖の投与と生活習慣の見直しで改善する場合が多いが，低血糖を
繰り返す場合には他の要因を検索することが必要です。高血糖の場合には，血糖降下薬の
投与量に注意し，急激な血糖低下による脳浮腫などを引き起こすことや，異常の早期発見
のため，電解質バランスについても理解しておきます。

第1章

⑤ 精神疾患（うつ，統合失調症）

うつ病

症例1　32歳，女性。子育てについて姑と意見が食い違うが夫は無関心だった。食欲不振，
全身倦怠感，肩こり，めまいなどが出現し，献立も立てられなくなった。身体的に
は異常なく，近医でうつ病と診断され，1ヵ月前から抗うつ薬が処方された。しか
し，数日前から日に何度も体の病気ではないかと外来に電話が入るようになった。
来院時には待合室を歩き回ったり，重大な病気になったと不安を訴えた。

病態生理：いくつかの仮説が提唱されているもののうつ病の原因はいまだ不明である。女性，若年者に多いとされるが，本邦では中高年でも頻度が高い。また幼少期から高齢期までどの年齢でも発症しうる。一度症状が悪くなると通常6〜9ヵ月程度続くが，人によってこの期間も様々である。半数は再発しないが，一方で繰り返すと再発しやすくなる。患者のおよそ15%は寛解に至らず慢性化し，4%は自殺に至る。抑うつ気分，興味・喜びの喪失のほか，食欲低下・体重減少，睡眠障害，精神運動性の焦燥・制止，疲労感，低い自尊心，罪悪感，集中力の低下，そして希死念慮などの症状があり，これらの症状把握を中心に総合的に診断する。不安症，アルコール／薬物依存症，パーソナリティ障害，そして発達障害などが併存することが多い。うつ病相と躁病相の両方をもつ双極性障害，身体疾患や薬物由来のうつ状態のほか，高齢者は認知症との鑑別が必要である。治療は抗うつ薬を中心とした薬物療法と，精神療法やリハビリテーションを含む心理社会的治療である。

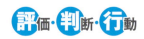

急性期における病状判断と想定される対応

評価：うつ病の増悪がみられた場合，まず自傷の可能性の評価を行う。希死念慮は患者に直接，その頻度，程度のほか，考えた自殺の計画や手段も尋ねる。自殺企図については既往のほか家族歴も聴取し，高齢，男性，単身，経済的困窮，重度の身体疾患，アルコール／薬物依存症，精神症状（妄想，重度の不安），そして難治性うつ病などのリスクファクターも評価する。抗うつ薬内服中であればアクチベーションなどにも注意する。産後うつ病では一部，子への他害の危険性も評価する。自傷の可能性が高ければ医師に連絡し，低ければ精神症状への対応を行う。

判断：急性期には十分な休養と薬物療法が必要である。抗うつ薬は効果発現まで2〜4週間，十分な薬効を得るには6〜8週間を要する。その間，精神科での入院治療を検討すべき状態かを判断する。特に妄想，昏迷，激越，躁状態の出現ほか，身体的衰弱や療養に適さない家庭環境がある場合は，医師へ連絡して精神科への入院を検討してもらう。

行動：患者と家族に体調不良や希死念慮の原因はうつ病であると明言し，それが治療可能であり，休養と抗うつ薬の継続が大切であることを強調する。また，自殺を含め重大な決断をこの時期にしないよう約束する。特定行為に係る治療行為としては抗不安薬使用がある。ただし，依存性，奇異反応，認知機能障害などに注意し，漫然とした投与は避ける。

自傷の可能性の評価 → 入院の検討が必要かの判断 → 疾患教育と抗うつ薬の継続使用

⑤ 精神疾患（うつ，統合失調症）

回復期における病状判断と想定される対応

評価：数週間の急性期の後，数ヵ月間で症状が少しずつよくなったり，悪くなったりを繰り返しながら，だんだんと回復に向かう。これを波状経過といい，回復過程の現れと評価する。

判断：引き続き抗うつ薬を継続するが，急性期の症状が残ることも多い。まずはそれがうつ病の残遺症状か否かを検討する。過眠，倦怠感が抗うつ薬や抗不安薬の過鎮静に起因していたり，不眠，不安が急な服薬中断による離脱症候群が原因の場合もある。

行動：回復期には患者自身も「よくなってきた」と実感がもて，日常生活に支障がなくなるため，抗うつ薬を自己中断したり，無理な社会復帰を目指して症状が再発してしまう人が多い。うつ病は波状経過の回復をすること，寛解後数ヵ月が特に再発しやすい時期であることを説明する。物事を実行する気力や体力が回復してくる時期であるため，なおりかけの自殺にも注意する。症状が再発しないよう，休息，服薬の継続，規則正しい日常生活の維持を指導する。不安には短期の抗不安薬のほか，認知行動療法などの精神療法も考慮する。

回復過程の評価 ➡ 抗うつ薬の継続と副作用への対応 ➡ 回復過程の促進

慢性期（予防も含めた）における病状判断と想定される対応

評価：回復期ののち，数ヵ月〜年単位に及ぶ慢性期を迎え，社会復帰を本格的に目指す。

判断：今回が最初のうつ病相であれば再発防止のため4〜9ヵ月，再発であれば2年以上の抗うつ薬の継続的治療を要する。

行動：服薬の継続を促し，うつ病再発の兆候をキャッチして患者自ら体調管理ができるよう指導する。また，家族や職場の理解と協力を得る。入院や休職が長かった場合には，復職や家事復帰に向け専門的なリハビリテーションを受けることを勧める。再発を繰り返す場合は双極性障害の可能性を検討する。

目標を社会復帰に設定 ➡ 再発予防のための服薬継続 ➡ リハビリテーション

❗ ワンポイントアドバイス

患者は現状を自らのせいだと責める。それが症状であり，一方でうつ病ではそうした捉え方に至るのも当然であるという，いわゆる承認と疾患教育の両輪が初期の関係構築に重要である。

☑ 関連する特定行為

□ 抗不安薬（内服）の臨時の投与

第1章　5疾病の病態と臨床診断・治療の概論

☑️ 特定行為に係る看護師のためのチェックポイント

- ☐ 身体疾患や薬物由来のうつ状態の除外
- ☐ 抗うつ薬の継続と副作用への対応
- ☐ 自傷の可能性の評価
- ☐ 回復過程の評価
- ☐ 入院の検討が必要かの判断
- ☐ 再発予防とリハビリテーション

用語解説

■アクチベーション
抗うつ薬の開始，または増量後に出現しやすい焦燥感や不安感の増悪，不眠，パニック発作，アカシジア，敵意・易刺激性・衝動性の亢進，躁・軽躁状態などをいう。より重症で発熱やミオクローヌスなどの全身症状を伴うセロトニン症候群との鑑別が必要である。
■奇異反応
抗不安薬内服後の興奮や脱抑制。服用量が多かったり，アルコールと併用した場合に起こりやすい。

統合失調症

> **症例 2**
> 35歳，男性。統合失調症にて近医通院し，抗精神病薬を内服中。数日前に虫垂炎をきたし外科病棟へ入院のうえ手術となった。術後から「霊界が指示してきた」と床に伏せたり，「盗聴されている」と警察に電話をかけるようになった。近医から不穏時の抗精神病薬の処方があり，入院時に病棟で預かっていた。

病態生理：統合失調症の原因は不明だが，近年は遺伝的な素因をもつ人に，何らかの心理社会的ストレスが誘因として作用し，脳内の生化学的異常が起こって発病に至るという多次元的要因説が提唱されている。10歳代後半から30歳代前半に発病することが多く，その経過は多様である。治療が奏功したとしても症状が残ったり，再発を繰り返したりすることが稀ではない。全体の20～30%が治癒するが，自殺率は高く，およそ10人に1人が自殺に至る。幻覚（幻聴が多い），妄想，思考障害などの陽性症状のほか，感情の鈍麻，意欲の喪失などの陰性症状，そして病識の欠如が特徴で，症状の把握を中心に総合的に診断する。妄想を伴う気分障害，認知症のほか，せん妄や外因性精神疾患との鑑別が必要である。治療は抗精神病薬を中心とした薬物療法と，精神療法やリハビリテーションを含む心理社会的治療である。

評価・判断・行動

▶ 急性期における病状判断と想定される対応

評価：幻覚，妄想の増悪がみられた場合，まずは自傷他害の可能性の評価を行う。希死念慮のほか，これまでの自殺企図，暴力，入院などの既往を尋ねる。敵意，「相手を殴れ」といった命令性幻聴，行動の予測を困難にする強い思考障害がある場合は特に暴力に注意する。自傷他害の可能性が高ければ医師に連絡し，低ければ精神症状への対応を行う。

⑤ 精神疾患（うつ，統合失調症）

判断：次に精神科での入院治療を検討すべき状態かを判断する。抗精神病薬は，投与後すぐに鎮静効果がみられるものの，十分な薬効を得るには2〜4週間かかる。特に興奮が強くなってくる場合は，その場で対処するか，医師へ連絡して精神科への入院を検討してもらうか，速やかに判断する。

行動：特定行為に係る治療行為としては抗精神病薬の臨時投与がある。症例のようにアドヒアランス良好な患者の幻覚，妄想，興奮に対しては不穏時薬か，使用中の抗精神病薬と同じ薬剤を投与する。アドヒアランス不良な患者の場合は，服薬の必要性を説明し，可能な限り内服を勧めるが，難しい場合は医師に連絡して筋肉注射，静脈注射の可否を確認する。薬剤によって副作用のプロフィールは異なるが，特に急性期は過鎮静や錐体外路症状の出現・増悪に注意する。臨時投与後は，定期薬増量や今後の不穏時対応について医師に相談する。

自傷他害の可能性の評価 ➡ 入院の検討が必要かの判断 ➡ 抗精神病薬の使用と経過観察

回復期における病状判断と想定される対応

評価：数週間の急性期の後，感情の起伏が乏しい（感情鈍麻），無気力で引きこもりがちになる（意欲の喪失）といった陰性症状中心の回復期を迎える。これは回復過程の現れと評価する。

判断：陰性症状にも抗精神病薬を継続するが，この症状は患者にとって苦痛なうえ薬剤の副作用と見分けがつきにくく，病識の欠如と相まってノンアドヒアランスの原因になりやすい。実際，過鎮静，錐体外路症状などが陰性症状を増悪させているケースもある。これらの副作用の有無を慎重に観察し，疑わしい場合は医師に連絡して対応を相談する。長期の薬物療法を見据え，体重増加，循環器症状，糖脂質代謝異常などの副作用もこの時期に適切に評価する。

行動：休養と活動のバランスをとって回復過程を促す。特にこの時期は現実的な焦りや不安が強まりやすく，患者が回復を急ぎすぎたり，周囲の働きかけが強すぎたりすると症状の再発につながる一方で，働きかけが遅かったり，弱いと回復が滞る。特定行為に係る治療行為としては不安や焦りが増悪する場合の抗不安薬，症状が再発する場合の抗精神病薬の投与がある。

回復過程の評価 ➡ 抗精神病薬の継続と副作用への対処 ➡ 回復過程の促進

慢性期（予防も含めた）における病状判断と想定される対応

評価：数ヵ月の回復期ののち，慢性期を迎える。さらなる症状改善に加え，数ヵ月単位〜年単位で再発予防や社会復帰を目指す時期になる。

第1章　5疾病の病態と臨床診断・治療の概論

判断：再発防止のため，今回の再発が1度目であれば2〜5年，2度目以降であれば5年以上の抗精神病薬の服薬継続を要する。症状増悪時のみの間欠的治療では再発予防効果は低く，急な薬剤減量・中断も再発の原因になりやすい。

行動：アドヒアランスの向上を図る。目指したいことは何か，服薬の意義は何か，自己管理は可能か，継続的な服薬を妨げる要因は何か，それを解決するには何が必要かを患者とよく話し合う。段階的に服薬自己管理を開始して，それが可能かを判断する。家族の批判的態度や情緒的巻き込まれが強いと再発が起きやすくなるため，家族心理教育や家族関係の調整を行う。

目標を社会復帰に設定　➡　再発予防のための服薬継続　➡　アドヒアランス向上と家族支援

❗ ワンポイントアドバイス

　統合失調症患者は，症状による苦痛のほか，それを周囲に知られると自分が不可解に思われるという，恥の意識による苦痛も味わっている場合もある。まずはそうした精神病体験に傾聴し，他に漏らさぬことを約束して悩みごとを話しやすくする配慮が重要である。

☑ 関連する特定行為
- -
☐　抗精神病薬の臨時の投与　　　　　☐　抗不安薬（内服）の臨時の投与

☑ 特定行為に係る看護師のためのチェックポイント
- -
☐　外因性精神疾患の除外　　　　　　☐　抗精神病薬の使用と副作用への対処

☐　自傷他害の可能性の評価　　　　　☐　回復過程の評価

☐　入院の検討が必要かの判断　　　　☐　再発予防と家族支援

用語解説

■外因性精神疾患
身体疾患や薬物由来の精神疾患の総称。ここでは脳腫瘍，甲状腺疾患のほか，抗コリン薬，抗不安薬などの薬剤による幻覚妄想が鑑別にあがる。

■情緒的巻き込まれ
患者の言動や症状に一喜一憂し，情緒的に振り回されてしまうこと。

特定行為に係る看護師の目

精神疾患患者は，精神症状が重視されがちであり，身体症状について見逃されるケースも少なくないです。特に，統合失調症では病気の発見が遅れることがあるため，すべて精神疾患として捉えるのではなく，身体的問題がないか確認することが重要です。生活習慣を整え内服管理ができるよう援助し家族を含めた支援をする必要があります。

第 **2** 章

その他の主要疾患の病態と臨床診断・治療の概論

① 循環器系

② 呼吸器系

③ 消化器系

④ 腎・泌尿器系

⑤ 内分泌・代謝（糖尿病以外）

⑥ 免疫・膠原病系

⑦ 血液・リンパ系

⑧ 神経系（脳血管障害以外）

⑨ 精神疾患（うつ，統合失調症以外）

⑩ 産婦人科疾患

⑪ 感染症

第2章　その他の主要疾患の病態と臨床診断・治療の概論

① 循環器系

心房細動

> **症例1**　78歳，男性。10日前から胸がどきどきすることがあったが自然に治まっていた。今日は朝からどきどきがあり，自然に治まらないとのことで受診した（図2-1）。

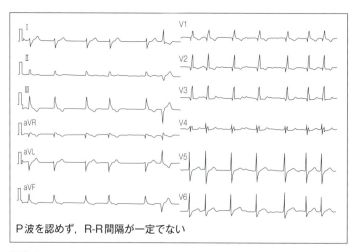

P波を認めず，R-R間隔が一定でない

図2-1

病態生理：不整脈の中でも特に高齢者で頻繁にでくわすのが心房細動である。心房細動とは心電図上でR-R間隔が一定のリズムを刻まず，P波がないものと定義される。脈拍の表現として"irregularly-irregular"（絶対不整）と表現される。心房細動は心拍出量低下や心房内，心耳血栓の原因となり，死亡率を高めるリスク因子となりえる。発症期間から以下のように分類される（表2-1）。

発作性心房細動	発症したものが突然あるいは薬物療法などでの介入により7日以内に洞調律に戻るもの
持続性心房細動	7日を超えて持続しているもので，洞調律に戻すにはしばしば薬理学的，電気的除細動を要する
長期持続性心房細動	持続性心房細動のうち，発症後1年以上心房細動が持続しているもの
永続性心房細動	薬理学的，電気的に除細動が不能な心房細動

表2-1

① 循環器系

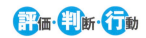

急性期における病状判断と想定される対応

評価：動悸，胸部不快感，めまい感，息切れなどを主訴に来院し，モニター心電図や12誘導心電図にて心房細動が見つかった場合，まず血行動態が安定しているかを確認する。原因疾患としては新規発症の虚血性心疾患や低血圧，増悪している心不全の可能性も考える。血行動態が安定している場合，いつから症状や心房細動があるのかを確認する必要がある。症状の発現時期，過去の心電図検査歴をチェックし，心房細動の状態でどの程度経過したものなのかを推測する必要がある。発症後48時間を経過しているものや持続時間の不明な心房細動では，すでに心房内などに血栓を形成している可能性があり，電気的除細動を行うにあたって塞栓症の可能性を最小限に抑える配慮が必要となる。

判断：血行動態が安定しているかを判断するためにはまず血圧，脈拍数，呼吸状態，意識レベルを確認する。それらのいずれかが安定していない場合，新規発症の虚血性心疾患や低血圧，増悪している心不全の可能性があり，酸素投与，静脈路確保，モニター心電図を装着しながら電気的除細動の準備を行う必要がある。

血行動態が安定している場合，前述の原因疾患検索に加えて，自覚症状の改善ならびに塞栓症予防のために，薬剤によるリズムコントロール（洞調律化）もしくはレートコントロール（心拍数調節）の選択，そして抗凝固薬開始の選択をしなくてはならない。

行動：リズムコントロールやレートコントロールには抗不整脈薬を使用するため，ときに他の不整脈を誘発することもある。薬剤投与時にはモニター心電図の波形をチェックし，異常波形や必要以上に脈拍数が低下しないかを監視する必要がある。

血行動態の評価
発症時期の聴取 → 酸素投与，静脈路確保
モニター心電図装着 → 電気的除細動の準備
薬理学的治療

回復期における病状判断と想定される対応

評価：リズムコントロールには抗不整脈薬が使われるため，他の不整脈が誘発されないかを自覚症状，脈拍測定，モニター心電図などでチェックしていく。レートコントロールに使われる薬剤としてはジギタリス製剤，β遮断薬，カルシウム拮抗薬が主であり，低血圧，徐脈が出現しないか評価していく。

抗凝固薬導入については脳梗塞発症リスクと出血リスクを天秤にかけて判断する。具体的には脳梗塞リスクの評価にCHA$_2$DS$_2$-VAScスコア（表2-2）があり，出血リスクの評価にHAS-BLEDスコア（表2-3）がある。近年，新規抗凝固薬の種類が増え，記憶するのが大変になってきているが，大きくはワーファリンとそれ以外に分けるとよい。

Congestive heart failure/LV dysfunction うっ血性心不全，左室収縮機能不全	1点
Hypertension 高血圧	1点
Age 年齢75歳以上	2点
Diabetes mellitus 糖尿病	1点
Stroke/TIA 脳梗塞，一過性脳虚血発作の既往	2点
Vascular disease 血管疾患（冠動脈疾患の既往，末梢動脈疾患）	1点
Age 65-74 年齢65歳以上74歳以下	1点
Sex category 女性	1点
合計点	0-9点

表2-2 CHA$_2$DS$_2$-VAScスコア

Hypertension 収縮期血圧＞160mmHg	1点
Abnormal renal/liver function ・血清Cr＞2.26mg/dL ・慢性肝疾患，T-Bill≧正常上限2倍， 　AST/ALT/ALP≧正常上限3倍　各1点	1-2点
Stroke 脳卒中	1点
Bleeding 過去の出血歴，出血傾向	1点
Labile INR 不安定／高値INR	1点
Elderly 年齢65歳以上	1点
Drugs/alcohol 抗血小板薬の使用	1点

表2-3 HAS-BLEDスコア

　　その理由はワーファリンのみが定期的に血中濃度を測定してコントロールしていく必要があるからである。

判断：前述のようにCHA$_2$DS$_2$-VAScスコア，HAS-BLEDスコアを主として抗凝固薬の適応を決めていくが，これらはあくまで適応の判断材料であり，実際に適応するかは総合的に判断しなければならない。例えば転倒リスクが高く外傷による出血の危険性が高い患者さんであれば導入を見合わせることもあり，薬剤アドヒアランスの難しい患者さんであればワーファリンのように微調整を行う薬は控えるという臨床判断も重要である。

行動：血圧，脈拍の観察を定期的に行う。脳梗塞リスク，出血リスクを評価するための病歴聴取，そして抗凝固薬導入を判断するためのADLや認知機能，生活状況の評価も併せて必要である。導入となれば，出血イベントの発生に注意する。高齢者では皮下出血は比較的多くみられ，それ自体で抗凝固薬を中止することは少ないが，消化管出血を示唆する下血や黒色便の有無はしばしば聴取するべきである。ワーファリンではPT-INRを指標に投薬調整がされ，一般的な治療目標設定値は2.0～3.0（70歳以上では1.6～2.6も可とされる）の範囲である。

血圧，脈拍の評価
CHA$_2$DS$_2$-VAScスコア
HAS-BLEDスコア
➡
抗凝固薬適応の判断
（HA$_2$DS$_2$-VAScとHAS-BLEDスコアの総合評価，ADL，易転倒性，薬剤アドヒアランス評価）
➡
ADL，易転倒性，薬剤アドヒアランスについて医師と共有

① 循環器系

慢性期（予防も含めた）における病状判断と想定される対応

評価：引き続き，他の不整脈が誘発されていないかを自覚症状，脈拍，血圧測定で評価してい
く。心房細動は進行性の病態であり，最初は発作性のものでも徐々に持続性，永続性に
移行することも多く，発作の回数，持続期間などは定期的に評価する。また年齢や病歴
とともにCHA$_2$DS$_2$-VAScスコアやHAS-BLEDスコアも点数が変わるため，定期的に
チェックすることを心掛けたい。抗凝固薬を導入した場合，皮下出血などの軽症な出血
から，消化管出血などの大きな出血になり得るものまであらゆる出血イベントの有無を
評価する。ワーファリン服用者であれば，定期的なPT-INRチェックに加え，納豆や青
汁などのビタミンKを多く含有する食材の摂取禁止を指導する。

判断：最初は心拍数が安定していた者も，徐々にレートコントロールが必要になる時がある。
自覚症状や脈拍数，心電図所見などで治療方針を判断する。抗凝固薬を服用中の方にお
いては出血イベントがみられたり，PT-INRの調整が難しい場合，抗凝固薬の変更や中
止の可能性があるため，医師に報告する必要がある。

行動：頻脈性心房細動になればレートコントロールの適応を判断する。抗凝固薬を服用中の方
では，普段から四肢の観察にて出血斑の有無の確認，歯肉出血，血便や黒色便の有無な
どをチェックする。

> 発作の回数，持続期間，
> CHA$_2$DS$_2$-VAScスコア
> HAS-BLEDスコアの
> 定期的な評価

➡

> レートコントロール
> を導入するかの判断
> 患者さんの薬への
> 耐用性を判断

➡

> レートコントロールの導入
> 出血イベント，PT-INR
> などの評価にて抗凝固薬の
> 変更や中止を検討

❗ ワンポイントアドバイス

　心房細動でワーファリンなどの抗凝固薬を服用中の方が，他疾患で抗血小板薬を追加される
ことがある。有益性が高ければ必要な処方だが，出血イベントの危険性は高くなるため本人や
家族の理解度を確認しておく必要がある。またワーファリンは相互作用をきたす薬剤が多く，
常に併用薬を確認することが大事である。筆者も短期投与の抗菌剤の併用にてPT-INRが過度
に延長し，腕が2倍ぐらいまで腫れ上がる皮下血腫をきたした症例を経験した。

✅ 関連する特定行為区分
- -
☐　循環器関連

✅ 特定行為に係る看護師のためのチェックポイント
- -
☐　発症時期と自覚症状の確認
☐　バイタルサイン測定にて血行動態の評価

第2章

41

第2章　その他の主要疾患の病態と臨床診断・治療の概論

- ☐　モニター心電図，十二誘導心電図の確認
- ☐　原因疾患の精査
- ☐　リズムコントロール，レートコントロールの適応評価
- ☐　脳梗塞リスクと出血リスクの評価
- ☐　ワーファリン導入後の所見の観察，PT-INRの評価

参考文献
・Overview of atrial fibrillation. UpToDate.
・日本循環器学会. 循環器病の診断と治療に関するガイドライン（2012年度合同研究班報告）：心房細動治療（薬物）ガイドライン（2013年改訂版）. http://www.j-circ.or.jp/guideline/pdf/JCS2013_inoue_h.pdf（2017年10月閲覧）.
・European Heart Rhythm Association; European Association for Cardio-Thoracic Surgery, Camm AJ, Kirchhof P, Lip GY, et al. Guidelines for the management of atrial fibrillation: the Task Force for the Management of Atrial Fibrillation of the European Society of Cardiology (ESC). Eur Heart J. 2010; 31: 2369-429.

用語解説

■**PT-INR**
プロトロンビン時間-国際標準化の英文略記であり，血液凝固能の指標である。

特定行為に係る看護師の目

動悸を主訴に来院する患者の原因は，心疾患，精神疾患，内分泌疾患，薬物使用など様々です。循環動態の破綻がなければ系統的な医療面接，身体診察が必要となります。近年では単身の高齢者や老々介護も増加傾向であり，心房細動の内服治療における患者，家族のレスポンスを評価し，地域の多職種へつなげていく調整も必要です。

心不全

症例 2　76歳，男性。高血圧と脂質異常症で投薬治療を受けていたが，調子が良いので，薬は飲んでいなかった。夕方頃より急に息が苦しくなり，ぜいぜいとしているのを心配した家族が救急車を要請し搬送された。

症例 3　69歳，女性。高血圧，糖尿病，脂質異常症を治療中。3年前に心筋梗塞の既往がある。3日前からの呼吸苦のために救急外来に来院した。

病態生理：心不全とは，心臓に器質的および，あるいは機能的異常が生じて急速に心ポンプ機能の代償機転が破綻し，心室拡張末期圧の上昇や主要臓器への灌流不全をきたし，それに基づく症状や徴候が急性に出現，あるいは悪化した病態と定義されている。心不全とは1つの病名ではなく，ほとんどすべての心疾患が起こし得る症候群である。

① 循環器系

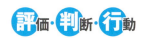

急性期における病状判断と想定される対応

評価：心不全では，心臓のポンプ機能の低下よりきたす，手足の冷汗・チアノーゼ・不穏や身の置きどころのなさといった症状と，左心系のうっ血による呼吸困難や起座呼吸，右心系のうっ血による頸静脈怒張・下腿浮腫・腹水などの症状が組み合わさって出現する。これらの症状を主訴に来院した場合，まず気道，呼吸，循環に注目して重症度を評価する。心不全の超急性期の症状と血行動態の早期改善に有効な「急性心不全患者の管理アルゴリズム〔クリニカルシナリオ（CS）〕」[1]に基づいた治療方針や管理目標の決定に必要な所見を速やかに収集することが求められる。原因疾患としては急性心不全の場合や，新規の虚血性心疾患や不整脈，感染症などによって慢性心不全が悪化している可能性も考えられ，これらを念頭に病態の評価を行う。

判断：重症度の評価のため，まずバイタルサインを測定・モニタリングする。血行動態の安定を判断しながら，酸素投与や血管作動薬による治療を見据えた末梢静脈路確保，モニター心電図を装着しながらクリニカルシナリオを判断するために必要な症状の発現時期や基礎疾患の確認，検査データの収集が速やかに行われる必要がある。

行動：利尿薬や硝酸薬などの特定行為に関連する薬剤使用の際には，血圧低下や脈拍低下が発生する場合がある。原因疾患によっては治療中にも不整脈が発生する場合もあり，バイタルサインやモニター心電図の波形を定期的にチェックしながら循環動態を監視する。重症度・心不全の原因によってはNIPPV（non-invasive positive airway pressure ventilation：非侵襲的陽圧換気法）や気管内挿管による人工呼吸器管理，ICD（implantable cardioverter defibrillator：植込み型除細動器）などの心臓ペースメーカー，大動脈内バルーンパンピングといった医療機器による管理が行える体制を整える必要がある。初期治療導入後はバイタルサインや，Nohria-Stevenson分類（図2-2）[2]を用いながら治療効果の判定と，病態の把握を行う。

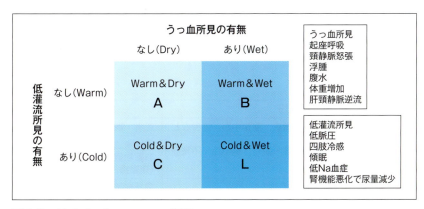

図2-2　Nohria-Stevenson分類

第2章　その他の主要疾患の病態と臨床診断・治療の概論

気道，呼吸，循環による重症度の評価 原因疾患の情報収集	→	バイタルサイン測定，酸素投与，静脈路確保，モニター心電図装着	→	薬理学的治療，医療デバイスによる呼吸・循環管理，治療効果判定と病態把握

回復期における病状判断と想定される対応

評価：心不全の回復期においては，身体の状態を維持できることに加え，社会生活への復帰にあたり新しい生活習慣を獲得する必要がある。このために心臓リハビリテーションでの運動療法を安全・確実に行えるかの評価と，心不全の増悪予防を行うための患者への教育プログラムを行う。前者には運動療法を行うに当たる身体的状態，心不全悪化徴候の有無，使用薬剤や医療デバイスによる運動療法への影響などを評価する。後者では，心不全の増悪因子（表2-4）と各患者の個別の要素を照らし合わせ，介入すべき因子を確認する。増悪因子の中では，塩分・水分制限の不徹底や過労，服薬の中断，精神的または身体的ストレスなどの予防可能な因子が上位を占めており，介入により増悪による再入院や，QOLの維持が期待できる。

判断：運動療法中には，現在の投与薬剤などの治療内容や，心不全増悪を疑う胸痛，息切れ，動悸，食欲低下，疲労感などといった自覚症状，体液量貯留を疑う体重増加，運動中の自覚症状の増悪や頻脈，酸素飽和度の悪化，心電図上の新たな不整脈や虚血性変化がないかを確認し，運動療法の実施の可否や，病状が安定していなければ医学的介入を判断する。患者教育においては，例として服薬の中断は増悪誘引の1つであり，服薬のアドヒアランスをチェックする。自己管理能力が十分でない高齢者，独居者，認知症合併患者など，心不全増悪のハイリスク患者に該当するか，塩分・水分摂取を中心とした食事療法や，ワクチン接種，喫煙や飲酒などのヘルスメンテナンスの状況についても評価する必要がある。

行動：血圧・脈拍・酸素飽和度・体重の測定と自覚症状・身体所見の確認を定期的に行う。理学療法士との間で情報共有を行い，病状把握を行う。患者教育では，特に高齢心不全患者に対しては，患者のセルフケア行動の状態，個人の生活環境に適した自己管理方法を習得できるまで継続的に患者・家族・支援者に教育していく。

運動療法を行うための状態評価 自己管理のための介入因子の確認	→	運動療法実施可否，医学的介入の必要性の判断	→	バイタルサイン・体重測定 自己管理方法習得のための指導

	心不全の増悪因子	介入方法の例
患者要因	塩分・水分制限の不徹底，服薬中断，過労など	患者・家族への包括的な心不全教育
医学的要因	心不全原因疾患の再発・悪化，感染症・不整脈の合併など	薬物療法 非薬物療法 （運動療法・デバイス治療など）
社会的要因	社会的支援の欠如など	福祉支援・地域との連携

表2-4　心不全の増悪因子

① 循環器系

慢性期（予防も含めた）における病状判断と想定される対応

評価：慢性心不全では，長期的に進行性に心機能が低下する。AHA/ACCステージ分類では，心機能異常の有無，心不全症状の有無でステージを分類しており，①ステージA：高リスク患者（心機能異常も心不全症状もないが，生活習慣病などの心不全へのリスク因子を保有する），②ステージB：無症候（心機能に異常があるが，心不全症状はない）患者，③ステージC：有症候（心不全症状のある，治療に反応する）患者，④ステージD：難治性（治療に反応しない）患者，という経過をたどり，徐々に悪化していく[3]。ステージC・DになるとQOL・生存率が低下する。進行の経過中に急性増悪が起こることもあるため，慢性期においては悪化を予防するための介入が必要となる。慢性期では，心不全の悪化徴候の有無についての評価に加え，回復期で行った患者の自己管理が適切に行われているかの評価が必要となる。塩分・水分制限や，服薬，精神的または身体的ストレスなどの因子が自己管理されているか，服薬のアドヒアランスや生活習慣，これを維持するための周囲の支援，公的サービスでの支援が十分かについて評価する。

判断：バイタルサインや体重測定，Nohria-Stevenson分類を主とした自覚症状，身体所見での心不全徴候があるかを判断する。病歴より増悪の誘発因子を自己管理できているかを判断し，また，患者要因以外の医学的要因として，血圧や心拍数がコントロールされていたのか，基礎疾患のコントロールが十分できていたのかという視点で確認する。

行動：心不全が進行性であることを念頭に置き，そのステージに合わせた薬物治療を含む治療，療養行動が正しく行えるための自己管理の指導を行う。悪化徴候があれば，悪化した基礎疾患のコントロール改善につながる指導や，原因となる自己管理の不足部分へのアプローチを行う。内服管理や塩分・水分管理，血圧や体重の管理の指導や，自己管理が困難と評価される場合は支援者を巻き込んでの指導を行う。

心不全の悪化徴候の有無，自己管理状況の評価 → 血圧・脈拍コントロール基礎疾患のコントロールを判断 → 自己管理の継続指導，悪化した項目に対する指導

❗ ワンポイントアドバイス

　心不全は進行する疾患であり，増悪イベントを起こしたり，進行するに伴い生活の質が低下していく。急性期では分から時間単位で，慢性期では月から年単位で，その病態，病期に合わせて評価を何度も繰り返し，対応・介入を変化させていくことが，心機能を維持して患者のその人らしさを保てるようにすることにつながる。

第2章　その他の主要疾患の病態と臨床診断・治療の概論

☑ 関連する特定行為

- ☐ 呼吸器（気道確保に係るもの）関連
- ☐ 呼吸器（人工呼吸療法に係るもの）関連
- ☐ 呼吸器（長期呼吸療法に係るもの）関連
- ☐ 動脈血ガス分析関連
- ☐ 循環動態に係る薬剤投与関連
- ☐ 循環器関連

☑ 特定行為に係る看護師のためのチェックポイント

- ☐ 発症時期と自覚症状の確認
- ☐ バイタルサインや身体所見によるクリニカルシナリオの評価
- ☐ 血液検査，心電図，胸部レントゲン画像，心臓超音波検査の確認
- ☐ 医療機器の適応の評価
- ☐ 回復期運動療法に係る病状の評価
- ☐ 心不全増悪予防のための患者教育プログラムの評価指導

文献

1） 門脇　孝，小室一成，宮地良樹 監. 日常診療に活かす診療ガイドライン UP-TO-DATE 2018-2019．大阪，メディカルレビュー社，2018；154.
2） Nohria A, Tsang SW, Fang JC, et al. Clinical assessment identifies hemodynamic profiles that predict outcomes in patients admitted with heart failure. J Am Coll Cardiol. 2003; 41: 1797-804.
3） Hunt SA, Abraham WT, Chin MH, et al. 2009 focused update incorporated into the ACC/AHA 2005 Guidelines for the Diagnosis and Management of Heart Failure in Adults: a report of the American College of Cardiology Foundation/American Heart Association Task Force on Practice Guidelines: developed in collaboration with the International Society for Heart and Lung Transplantation. Circulation. 2009; 119: e391-479.

参考文献

- ・Acute heart failure. Dynamed.
- ・日本循環器学会. 循環器病の診断と治療に関するガイドライン（2009年度合同研究班報告）：慢性心不全治療ガイドライン（2010年改訂版）. http://www.j-circ.or.jp/guideline/pdf/JCS2010_matsuzaki_d.pdf（2017年10月閲覧）.

② 呼吸器系

慢性閉塞性肺疾患

症例 1 72歳，男性。7年前に慢性閉塞性肺疾患（chronic obstructive pulmonary disease：COPD）と診断され，2年前に肺炎での入院以降，在宅酸素を導入され安静時2L経鼻カヌラを使用している。数日前より咳，鼻汁，咽頭痛あり，徐々に痰絡みや労作時の息切れが強まり，COPD急性増悪の診断で入院加療されることとなった。

病態生理：COPDは持続的な気流制限と気道慢性炎症を特徴とする疾患で，長期の喫煙が主な原因になる[1]。未診断例も含めると70歳以上の日本人の6人に1人がCOPDに罹患しているとする統計もあり極めて頻度が高い[2]。慢性進行性であるほか，風邪などを契機に急性増悪する場合が多い。診断基準は気管支拡張薬投与後のスパイロメトリーで1秒率70%未満かつ気流閉塞をきたす他の疾患が除外されていることである。COPD患者の中には気管支喘息との厳密な区別が難しいケースも多く，気管支喘息—COPDオーバーラップ症候群という，両者が混在した病態も提唱されていることが最近のトピックである[3]。COPDの治療は喫煙などの危険因子の回避，気管支拡張薬やステロイドなどの吸入療法，呼吸リハビリテーション，ワクチンによる感染予防，そして必要に応じて在宅酸素療法（home oxygen therapy：HOT）が適応となる[4]。わが国のHOTの約半数はCOPD患者である。

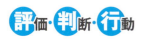

急性期における病状判断と想定される対応

評価：COPDの急性増悪とは，治療変更が必要となる咳・痰・呼吸苦などの悪化を示す。急性期評価ではバイタルサイン，特に呼吸状態の把握が優先事項となる。自覚的な呼吸苦，呼吸数・努力性呼吸の有無と，SpO_2ならびに動脈血液ガス評価による酸素療法・換気補助の必要性の判断をまず行う。呼吸不全の病態の初期では過換気による代償でSpO_2が低下しないこともあるため，患者個人の普段の症状，身体所見と呼吸数を含むバイタルサイン，SpO_2・PaO_2の安定期の情報を集めておくことも重要である。表2-5に急性呼吸不全を疑う患者における一般的な観察ポイントを示す。

判断：COPD急性増悪と判断するためには，症状だけでなく呼吸不全をきたす他疾患の除外が必要である。表2-6に鑑別診断の要点をまとめる。病歴と胸部レントゲンだけでかなり絞り込むことがわかる。呼吸不全に関しては，患者本人の普段との変化に加え，PaO_2 60Torr 未満あるいはSpO_2 90%未満は酸素投与の適応の目安となる。さらに呼吸状態によってはNIPPV，気管内挿管などによる人工呼吸管理も検討される。入院を要する中等度以上のCOPD急性増悪は抗生剤治療の適応となりうるので，膿性痰や咳の悪化などから細菌感染の可能性を見積もる[1]。

行動：HOT使用中のCOPD患者への酸素投与では，低酸素血症やCO_2ナルコーシスに伴う意識障害や極端な換気不全にも対応できるよう，気道確保・換気補助・必要に応じた人工呼吸管理ができる体制を整えることが肝要である。急性期の酸素療法，気管支拡張剤投与，ステロイド全身投与，喀痰コントロールと並行して，特定行為関連事項としては抗生剤の初期投与が挙げられる。特に入院が必要な症例で前述の基準を満たす場合，少なくともCOPD患者における肺感染症の3大起因菌であるインフルエンザ桿菌，モラキセラ カタラーリス，肺炎球菌をカバーする抗生剤を選択する。慢性気管支炎の病態が長い患者では緑膿菌も起因菌となりうるため，患者背景から緑膿菌が否定できなければ

第2章　その他の主要疾患の病態と臨床診断・治療の概論

緑膿菌もカバーする抗生剤で初期治療を開始する。

呼吸不全の判断と酸素療法の開始　➡　SpO₂，血液ガスを含む呼吸状態モニタリング　➡　抗菌薬適応の検討

回復期における病状判断と想定される対応

評価：入院を要するような急性増悪では，咳・痰など呼吸器症状や呼吸状態が落ち着くまで時間を要し，完全には元の状態まで回復しない患者が多い。少しでも機能レベルを保つため，早期からの喀痰コントロール，リハビリ介入，そして栄養状態改善への取り組みが肝心である。急性期からの呼吸状態・感染徴候の経過観察を継続することと並行して，特に看護の視点からの生活機能レベルの評価と目標設定が重要となる。

判断：SpO_2を含むバイタルサイン・呼吸状態から主病態の治療効果を判断しつつ，機能レベル改善の妨げとなる低栄養，喀痰喀出不良，下肢筋力低下，褥瘡などの有無を観察していく。

観察項目	注意事項
呼吸数	普段の呼吸数との違いは？ 30回/分以上は挿管・人工呼吸の適応
口すぼめ呼吸の有無	COPD，気管支喘息など閉塞性呼吸障害患者は肺胞虚脱を防ぐために無意識に口すぼめで圧をかける習慣がある。初診時の病態の見極めに有用
努力呼吸の有無	鎖骨上や肋間の吸気時陥凹は努力呼吸のサインとなる。胸鎖乳突筋の発達などは慢性呼吸不全を示唆する
胸部聴診	COPD患者では雑音のタイプは診断に直結しにくい。 呼吸音減弱のみが所見となる場合もある
頸静脈怒張	頸静脈怒張は体液量過剰，右心不全の病態の合併を示唆する
皮膚・粘膜所見	チアノーゼの有無，呼吸苦に伴う皮疹の出現があればアナフィラキシーなどの病態も疑う

表2-5　呼吸不全を疑う患者の観察ポイント

鑑別診断	鑑別のためのポイント
心不全	心疾患の既往，最近の体重増加，頸静脈怒張や浮腫など体液過剰の所見，レントゲン上のうっ血像
肺塞栓	胸部レントゲンで陰影が乏しく，咳痰の症状以上に呼吸苦・低酸素が目立つ場合に考慮
肺炎	COPD急性増悪と厳密な区別は難しいが，治療方針は変わりにくい。呼吸状態悪化を説明しうる浸潤影があり，喘鳴など閉塞性障害サインが目立ちにくい場合に肺炎が主と判断してステロイド投与量・期間などを調整することはあり得る。
気胸	特に肺気腫の病態が強いCOPD患者では気胸のリスクが高く，不用意な陽圧換気により悪化させる危険性もある。胸部レントゲンで鑑別可能

表2-6　COPD急性増悪の主な鑑別診断

② 呼吸器系

行動：医師・リハビリスタッフ・栄養士・薬剤師・ソーシャルワーカーなどと連携を取りながら多面的な回復支援を継続する。

| バイタルサイン・呼吸状態の経過観察 | → | 機能改善を阻害する因子の把握・介入 | → | 多職種と連携しながら生活機能レベル改善に向けた支援 |

慢性期（予防も含めた）における病状判断と想定される対応

評価：ある程度病状が安定し，呼吸状態，機能レベルが落ち着いた時点で，スパイロメトリー，SpO_2，血液ガス分析，安静時及び運動時の呼吸状態（できれば6分間歩行試験なども）を評価，記録しておく。これらは今後の治療目標の設定や，再増悪時の評価材料となる。

判断：在宅酸素使用中の患者ではHOTの設定の定期的な見直しを，安静時・労作時の呼吸苦の有無や，適宜SpO_2，動脈血液ガス，6分間歩行試験のデータにも着目しながら行う必要がある。

行動：外来や在宅において普段の病状把握を行い，病状や呼吸状態の変化があれば医師と情報共有を行い，コントローラーやHOT設定の変更について相談する。また，普段からの栄養状態や生活機能の変化は看護視点でのアセスメントの強みが発揮される部分であり，積極的に担当医へフィードバックをお願いしたい。慢性期には，予防のための増悪因子（喫煙を含む）の回避，インフルエンザワクチン・肺炎球菌ワクチンの接種，増悪時の対処についての患者教育など，予防に重点をおいた関わりが求められる。特に，COPD患者において喫煙の継続は増悪や死亡につながる重要なリスクである。詳細は成書にゆずるが，外来などにおける5Aアプローチ（表2-7）[5]も一定の有効性が知られており，患者とのあらゆる接点で介入のチャンスを探すようにしたい。

| 慢性期治療・HOT流量の調整 | → | 増悪予防の介入項目の確認（禁煙，ワクチン，吸入療法） | → | 増悪予防と対処についての患者教育 |

Ask：喫煙状況を尋ねる
Advise：すべての喫煙者に禁煙を強く，個別的に促す
Assess：禁煙への関心度を評価する
Assist：関心度に合わせて禁煙を支援する
Arrange：禁煙支援のためのフォローアップを予定する

表2-7 禁煙推奨のための5Aアプローチ

（文献5より引用）

第2章　その他の主要疾患の病態と臨床診断・治療の概論

❗ ワンポイントアドバイス

　COPDなどによる2型呼吸不全（CO_2貯留傾向のある呼吸不全）患者に対する高濃度酸素投与はCO_2ナルコーシスを招くということは教科書などで広く知られている。CO_2ナルコーシスの症状として，意識レベル低下に先立って頭痛，発汗，頻脈などの症状が現れるため，酸素投与量変更後にこれらの症状があれば速やかに補助換気の必要性も含め医師と相談する。一方で，低酸素血症の持続は不可逆な臓器障害と死に直結する。CO_2ナルコーシスを恐れるあまり低酸素を放置することは厳に避けなくてはならない。

✅ 関連する特定行為区分

- ☐ 呼吸器（人工呼吸療法に係るもの）関連
- ☐ 呼吸器（長期呼吸療法に係るもの）関連
- ☐ 動脈血ガス分析関連
- ☐ 感染に係る薬剤投与関連

✅ 特定行為に係る看護師のためのチェックポイント

- ☐ バイタルサイン，平常時との比較で重症度を推測
- ☐ 必要時には躊躇なく動脈血液ガスによる病状把握

文献

1）Global Strategy for the Diagnosis, Management and Prevention of COPD, Global Initiative for Chronic Obstructive Lung Disease (GOLD) 2016. http://www.goldcopd.org (Accessed on March 17, 2016).
2）Fukuchi Y, Nishimura M, Ichinose M, et al. COPD in Japan: the Nippon COPD Epidemiology study. Respirology 2004; 9: 458-65.
3）Chronic obstructive pulmonary disease: Definition, clinical manifestations, diagnosis, and staging: UpToDate.
4）GOLD日本委員会．COPD情報サイト．
　　http://www.gold-jac.jp/about_copd/treatment.html
5）日本循環器学会，他．禁煙ガイドライン（2010年改訂版）．
　　http://www.j-circ.or.jp/guideline/pdf/JCS2010murohara.h.pdf

▌ 肺炎

> **症例 2**　62歳，女性。既往に高血圧症，骨粗鬆症，左乳癌術後があり，ADLは自立し飲食店でパート勤務している。6日前より発熱，咳嗽，痰がらみを認め，食欲低下を認めていた。4日前に近医を受診し経口抗生剤を処方されるも，改善が乏しいため予約外で内科外来を受診。体温37.4度，血圧136/82mmHg，脈拍112回/分，SpO_2 94%，右下肺背側にcoarse crackleを聴取し，胸部レントゲンにて同部位に浸潤影を認め，市中肺炎の診断で入院となった。

② 呼吸器系

> **症例 3**　42歳，男性。4年前に失職以来路上生活を送っており，医療機関にはほとんど受診したことがない。12月に公園のベンチ上で意識もうろう状態であったところを通行人により救急要請され，肺炎，脱水，低栄養の診断で一般病棟4人部屋へ入院となった。入院2日後に提出された喀痰検査にて抗酸菌塗抹陽性が判明した。

病態生理：肺炎の原因はウイルス，細菌，抗酸菌，真菌などによる感染性のものが一般的だが，その他にも悪性腫瘍，膠原病，アレルギー，薬剤性，放射線関連など様々な機序で似た病態が生じうる。いわゆる市中肺炎の中にも一般細菌によるものと，マイコプラズマなど非定型菌によるものがあり，臨床像や抗生剤への反応に違いがある。典型的には咳，痰，呼吸苦を呈し，臨床徴候として発熱，頻呼吸，呼吸雑音，酸素化の悪化を認めるが，特に高齢者では典型的な症状が揃いにくい。診断は，病歴，聴診を含む診察所見，胸部エックス線や痰・血液検査で行う。症状の重さに応じて外来治療が可能な場合もある。

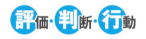

急性期における病状判断と想定される対応

評価：肺炎はありふれた疾患だが，入院を要するケースでの死亡率は決して低くない。基本通りに，バイタルサインを含む全身状態評価から始める必要がある。ショックや呼吸不全の合併があれば，それらの対応が優先される。急性期の呼吸状態観察のポイントは，呼吸数，呼吸様式，SpO_2が基本となるが，重症肺炎や，もともとの呼吸器疾患がある患者では動脈血液ガスも経過観察の有用な材料になる。

判断：治療開始後少なくとも1～3日の急性期は，適切な治療が行われていてもバイタルサインや呼吸状態の悪化が起こりうる。重症肺炎は数時間単位で急変しうるため，バイタルサインを含めて状態悪化に気がついた際は躊躇なく担当医と連絡を取ることが望ましい。「肺炎」の急性期管理でもう1つ重要な点は，自分も含む周囲への感染予防である。冬であればインフルエンザウイルス感染がきっかけの肺炎も珍しくなく，場合により結核の可能性を考慮して対応すべき症例もありうる。看護師からこれらの懸念を担当医へ伝えることが感染拡大を防ぐきっかけになることも経験される。

行動：急性期の呼吸状態・全身状態観察に加えて，特定行為に関連するものとして抗生剤の臨時投与が該当する。肺炎の治療の遅れは基礎疾患や重症度により致命的になりうるため，起因菌が不明でも経験的治療を早期に開始する必要がある。市中肺炎の経験的治療については日本呼吸器学会，日本感染症学会／日本化学療法学会，米国胸部学会／米国感染症学会などが各種ガイドラインを作成しており，治療の詳細についてはご参照いただきたい。

第2章　その他の主要疾患の病態と臨床診断・治療の概論

バイタルサインと
呼吸状態の観察　→　レントゲン，血液検査，
喀痰検査による病態把握　→　初期の抗生剤治療開始

回復期における病状判断と想定される対応

評価：治療が適切に行われれば，多くの場合治療開始3日間で何らかの徴候の改善がみられるが，市中肺炎による一般病棟入院患者の15%が最初の3日で改善しないというデータがある[1]。レントゲン所見や咳症状は改善に時間がかかるのが一般的であるが，その他の所見を含めて治療反応が悪い場合に考慮すべきポイントを表2-8にまとめた。

判断：初期治療効果の判定に加えて，治療開始時の喀痰検査から起因菌がはっきりした場合は抗生剤をなるべく対象細菌に特異的なものへ変更（デエスカレーション）する時期にあたる。これまでの経過観察の結果を担当医へフィードバックすることで治療の最適化の助けになる。また退院後を見据えて口腔ケア，排痰ケア，リハビリテーション，栄養指導，ケア資源の調整などを進めていく時期である。

行動：初期治療の効果が不十分な場合や，初期の改善後に再度臨床徴候が悪化していくことはよくあり，担当医と連絡を取って治療方針を見直すことが必要となる。治療が順調な場合も，早期から退院に向けた多職種での介入を行っていくことが求められる。

初期の経験的治療の
効果判定　→　原因別の特異的な
治療への修正　→　退院後を見据えた
多職種による介入

慢性期（予防も含めた）における病状判断と想定される対応

評価：回復期から引き続き，肺炎の治療経過の観察を行う。一般的に肺炎の治療期間は7～14日程度とされる場合が多いが，起因菌や患者の状態に応じて個別に対応される。胸部レントゲンで陰影が改善するには1ヵ月以上かかる場合も多く，臨床所見が改善していれば頻回なレントゲンフォローは必要ない。

宿主免疫能の低下	高齢者，低栄養，悪性疾患，免疫抑制剤使用などにより治療反応性が悪くなる場合がある
不適切な抗生剤投与	想定していなかった起因菌，不適切な投与量・スケジュール・投与経路，薬剤耐性菌など
腫瘍による閉塞性肺炎や肺膿瘍・膿胸の合併	抗生剤治療に加えて適切な感染巣のドレナージを必要とする場合が多い
非感染性疾患	心不全，肺塞栓，肺胞上皮型肺癌，器質化肺炎，薬剤性肺炎，膠原病肺，放射線肺臓炎などはレントゲンで肺炎と区別しにくい

表2-8　治療に反応しない「肺炎」の原因

② 呼吸器系

判断：元の呼吸器基礎疾患がある患者では，肺炎罹患をきっかけに退院後もHOTが必要となる場合もあり，外来・在宅でも呼吸状態の確認をしていく必要がある。また，誤嚥性肺炎の患者であれば普段の食事形態について患者と検討していくことも必要となる。

行動：平常時の外来・訪問看護にて肺炎再発予防の視点をもち，食事内容と嚥下状態，口腔内衛生，ワクチン接種状況の確認を行い，継続的に患者教育を行う。

呼吸状態・嚥下状態，口腔内衛生の確認 → ワクチン接種などの推奨 → 再発予防に向けた継続的な患者教育

❗ ワンポイントアドバイス

　肺炎はありふれた疾患であるがために，対応する医療者側も慢心が生じやすい。忘れた頃に痛い目に遭う疾患でもある。急性期から基本に忠実に患者の病態を把握し，常に治療経過がはじめの見立てから外れてきていないか意識しておくことが重要である。また，肺炎は呼吸器単独の疾患ではなく，特に高齢者では機能予後に大きく影響する全身疾患と捉えるべきである。治療早期から多職種と連携した全人的なケアを目指していただきたい。

✅ 関連する特定行為区分

☐ 呼吸器（気道確保に係るもの）関連 　　☐ 動脈血ガス分析関連
☐ 呼吸器（人工呼吸療法に係るもの）関連 ☐ 感染に係る薬剤投与関連

✅ 特定行為に係る看護師のためのチェックポイント

☐ バイタルサインと呼吸状態の把握
☐ 感染隔離の必要な起因菌の可能性はあるか
☐ 速やかな経験的抗生剤の開始と治療反応の確認
☐ 嚥下・口腔ケア・リハビリ・ワクチン

文献

1）Menendez R, Torres A, Zalacain R, et al; Neumofail Group. Risk factors of treatment failure in community acquired pneumonia: implications for disease outcome. Thorax. 2004; **59**: 960-5.

胸水貯留

症例 4
72歳，男性。重喫煙歴あり。高血圧，前立腺肥大症にて近医内科に定期通院していたが，健康診断の胸部レントゲンにて大量の左胸水を指摘され精査入院となった。胸水ドレナージ，胸部CT，気管支鏡検査などが実施され，肺癌・癌性胸膜炎の診断が下された。

病態生理：胸膜からの胸水の産生が吸収を上回った時に胸水は貯留する。胸水貯留の原因と機序はうっ血性心不全（毛細血管静水圧上昇），低アルブミン血症（毛細血管コロイド浸透圧低下），無気肺（胸腔内圧低下），肺炎（毛細血管透過性亢進），悪性腫瘍（胸腔リンパ液吸収の低下），肝硬変（腹水の胸腔への移動），出血（外傷や抗凝固薬使用中）など多岐にわたる。典型的なうっ血性心不全における胸水などのように診断が明らかである場合を除き，基本的に胸水穿刺の適応となる。治療的な意味合いでのドレナージは大量の胸水により呼吸状態が悪化している場合，膿胸など感染のコントロールのためにドレナージが必要な場合には特に積極的に検討される。

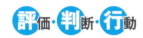

急性期における病状判断と想定される対応

- **評価**：胸腔ドレーンが留置されて早期の評価では，バイタルサインや循環呼吸状態の評価に加えて，以下の2項目の理解が最重要である。1つ目はドレーン挿入に伴う合併症の観察で，頻度が高いものは気胸，出血であるが，部位によって肝・脾穿刺の可能性もあり，腹部症状も観察を要する。2つ目はドレーン及びチェストドレーンバッグ自体の観察で，排液の性状，呼吸性変動とエアリークの有無，ドレーンの閉塞・屈曲・圧迫の有無，固定状態，挿入部出血・周囲の皮下気腫の有無，自己抜去の危険性評価などが含まれる。
- **判断**：ドレーン挿入後早期には排液の性状とスピードにも特に注意を要する。排液内容が血性で，一定以上の量と速度で血液がドレナージされてくる場合は手術適応となる。また，大量の胸水を短時間でドレナージすることで再膨張性肺水腫と呼ばれる呼吸状態悪化を招くことが知られており，ドレナージ開始後の患者が咳き込み，胸痛，呼吸苦，酸素化悪化を呈した場合にはこの可能性がある。
- **行動**：前述の病態が疑われればドレーンをクランプし，すぐに医師へ連絡する必要がある。再膨張性肺水腫予防の初期排液量は施設毎に基準が異なりうるので，事前に担当医に確認しておく。エアリークの持続は気胸か，チェストドレーンシステムのどこかの接続不良を示唆するためまず接続確認を行う。呼吸性変動がみられない場合はこまめにミルキン

② 呼吸器系

グを行うが，閉塞が疑われる場合は早めに担当医に相談することが望ましい。

バイタルサインと
呼吸状態の把握 ➡ ドレーン挿入合併症，血胸，
再膨張性肺水腫の有無 ➡ 定期的な患者状態・
ドレーン状態の評価

回復期における病状判断と想定される対応

評価：ドレーン留置期間が長くなると逆行性感染による膿胸や，フィブリン塊などによる閉塞
　　　が生じやすくなるため，発熱，炎症反応上昇，排液の性状変化などの観察が重要とな
　　　る。感染の合併リスクを抑えるため，なるべく早期の抜去が望ましい。

判断：抜去の可否には，全身状態，原疾患のコントロール状態，ドレナージ所見を総合的に判
　　　断し担当医と合意形成する必要がある。1つの目安としてレントゲンで肺が完全に拡張
　　　しており，胸水量が1日100〜300mL以下[1]であることなどが挙げられる。ただし，国
　　　内施設では200mL以下とする施設も多く，施設毎の基準をご確認いただきたい。

行動：特定行為として胸腔ドレーンの抜去を行う。抜去手技の詳細は成書に譲るが，これに関連
　　　して結論が出ない論争に，ドレーンを呼吸のどのタイミングで抜くかが挙げられる。筆者
　　　は指導医から呼気終末で抜去するよう教育を受けたが，過去の研究では吸気終末と呼気
　　　終末どちらが安全なのか，結論が出ていないようである[2]。ドレーン抜去後には，胸水再
　　　貯留や気胸に伴う自覚症状，呼吸状態の変化に注意した経過観察とレントゲン確認を行う。

感染徴候とドレーン閉塞
徴候に注意した観察 ➡ ドレーン抜去適応の
判断・実施 ➡ 抜去後の病状・
レントゲン確認

第2章

慢性期（予防も含めた）における病状判断と想定される対応

評価：基礎疾患によって再発の有無を評価していく。胸水貯留期間や，感染の有無によっては
　　　拘束性呼吸障害（肺が拡がりにくくなることによる）が後遺症として残る場合がある。
　　　このため，治療終了時点で改めて呼吸機能，身体機能を評価することが肝要である。ま
　　　た冒頭のケースのように癌性胸膜炎の場合は，ドレナージのみではコントロールがつか
　　　ない場合が多い。この場合は胸水が本人の症状・呼吸状態へどの程度影響していくかの
　　　見立てが重要となる。

判断：残存する拘束性呼吸障害に対して，酸素療法や呼吸リハビリテーションの適応を検討する。
　　　癌性胸膜炎であればすでに進行癌であり，予後・全身状態・胸水のもたらす症状度合を
　　　鑑みてドレナージの中断や，胸膜癒着術なども検討される。

行動：胸水治療後患者では普段の外来，在宅において呼吸器症状，聴診所見，レントゲンなど
　　　から再発の所見の有無を確認していく。呼吸障害を残しているようであれば，残存機能

第2章　その他の主要疾患の病態と臨床診断・治療の概論

を低下させないよう，栄養，呼吸リハビリテーション，ワクチンによる感染予防などの介入を継続する。

後遺症としての呼吸 ➡ 呼吸器症状・聴診所見・ ➡ 残存機能維持のための
障害の評価・対処　　　レントゲンによるフォロー　　予防的介入

❗ ワンポイントアドバイス

　胸水のある患者の治療にあたっては，胸腔ドレーンの有無により大きく経過観察と治療の要点が異なる。胸腔ドレーンが留置されている患者では，観察すべきポイントが増え，ついドレーンに注目が集まりがちだが，特に急性期にはバイタルサインを含めた全身状態が危険な病態の早期発見に最も重要であることは忘れてはならない。また本項では胸腔ドレーンを留置された胸水患者を中心に扱っており，気胸の場合は観察ポイントや抜去基準が異なることはご承知おきいただきたい。

✅ 関連する特定行為区分

□　胸腔ドレーン管理関連　　　　　　　□　感染に係る薬剤投与関連
□　動脈血ガス分析関連

✅ 特定行為に係る看護師のためのチェックポイント

□　胸腔ドレーン挿入時の合併症（気胸，出血，肝脾穿刺，長期化すれば感染）
□　胸腔ドレーン挿入早期に注意が必要な病態（血胸，再膨張性肺水腫）
□　ドレーン観察事項（呼吸性変動，エアリーク，感染徴候）
□　治療後の拘束性呼吸障害残存の可能性

文献

1) Placement and management of thoracostomy tubes. UpToDate.
2) Bell RL, Ovadia P, Abdullah F, et al. Chest tube removal: end-inspiration or end-expiration? J Trauma. 2001; 50: 674-7.

特定行為に係る看護師の目

心疾患，肺炎の死因は年々増加傾向にあり，超高齢社会が背景にあると考えられ，呼吸器症状の高齢患者が多いことが予測できます。その中で，適切なタイミングで人工呼吸器の設定，血液ガス分析，感染に係る薬剤の投与などを実践することで重症化予防，早期回復が期待できると考えられます。また在宅での治療を見据え，多職種とのチーム医療が必要です。

③ 消化器系

③ 消化器系

消化性潰瘍

症例 1
82歳，女性。糖尿病，高血圧でかかりつけ医あり。数日前からの上腹部の不快感を訴え受診した。2週間前から腰痛のため整形外科を受診し鎮痛薬を内服していた。

症例 2
63歳，男性。特に既往なし。1週間前に上腹部痛が出現し，当日に暗茶褐色のコーヒー残渣様の吐血が3回あり救急搬送された。搬送時血圧87/52mmHg 脈拍108回/分。

病態生理：消化性潰瘍とは，胃または十二指腸において粘膜下層以深の粘膜が欠損した病態である。それより浅い粘膜の傷害はびらんと呼ばれる。消化性潰瘍の主な発症要因としては，ヘリコバクターピロリ菌（*H.pylori*）感染と非ステロイド性抗炎症薬（NSAIDs）服用の2つがあり，最近は高齢者の増加，抗血小板薬としてのアスピリン使用例の増加によりNSAIDs潰瘍が増加している。

　そのほか頻度は少ないが，*H.pylori* 以外の感染症（単純ヘルペスウイルス，サイトメガロウイルス，結核，梅毒など），NSAIDs以外の薬剤（ビスフォスフォネート，クロピドグレル，副腎皮質ステロイドなど），ストレス性（熱傷後のCurling潰瘍，頭蓋内病変によるCushing潰瘍），ガストリノーマ，サルコイドーシス，クローン病なども病因として挙げられる。

　胃や十二指腸は，常に攻撃因子である胃酸，ペプシンにより傷害を受ける可能性があるが，胃粘膜には，粘液，アルカリ分泌，粘膜血流，プロスタグランジン増殖因子などが防御因子として働く防御機構が存在する。これらの攻撃因子と防御因子の均衡が複合的な要因により破綻すると，潰瘍を発症すると考えられている。

評価・判断・行動

急性期における病状判断と想定される対応

評価：消化性潰瘍の最も頻度の高い症状は上腹部痛または上腹部不快感である。消化性潰瘍を疑った場合にはバイタルサインとともに，次のような警告症状の有無を確認する必要がある。貧血，吐血，下血は潰瘍からの出血を，嘔吐は狭窄による閉塞を，食欲低下や体重減少は悪性腫瘍を，背中へ放散する痛みや上腹部全体に広がる重度の痛みは穿孔を示唆する。

判断：消化性潰瘍のエマージェンシーは出血性ショックである。まずは視診で顔面蒼白や不穏，呼吸促迫がないか，触診で冷汗や脈拍微弱の有無を確認する。またCRTで末梢循

環不全の評価を行う。ショックと判断した場合には，気道確保，酸素投与，静脈路の確保を行い細胞外液補充液の急速投与を行うべきである。

急性期の消化管出血でリスク評価に使用できるツールとしてGlasgow-Blatchfordスコア（表2-9）があり，点数がつかないようならば低リスクであり緊急上部消化管内視鏡検査が必要ないと判断する。

行動：症例1は消化性潰瘍を疑う症状を呈しており，病因となる薬剤の除去，プロトンポンプ阻害薬（PPI）の投与を行い，待機的に上部消化管内視鏡検査を施行し，病変と*H. pylori*感染の有無の確認を行う。症例2は警告症状である吐血を認め，ショックバイタルのためショックへの対応と輸血，緊急内視鏡的止血術を考慮すべき症例である。

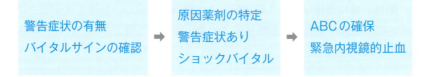

回復期における病状判断と想定される対応

評価：治療への反応性，除菌治療及びPPIの副作用の有無について確認する。内視鏡的止血術施行例では再出血に注意し，引き続きバイタルサインと警告症状の有無を確認する。Rockallスコア（表2-10）は臨床評価（Clinical Rockallスコア）と内視鏡を含めた評価

来院時評価	ポイント
収縮期血圧	
100-109mmHg	1
90-99mmHg	2
＜90mmHg	3
血中尿素窒素	
18.2≦　＜22.4mg/dL	2
22.4≦　＜28.0mg/dL	3
28.0≦　＜70.0mg/dL	4
70.0mg/dL≦	6
ヘモグロビン値（男性）	
12.0-12.9g/dL	1
10.0-11.9g/dL	3
＜10.0g/dL	6
ヘモグロビン値（女性）	
10.0-11.9g/dL	1
＜10.0g/dL	6
他のリスク因子	
脈拍＞100回/分	1
血便	1
失神	2
肝疾患	2
心不全	2

表2-9　Glasgow-Blatchfordスコア

（文献1より引用）

評価項目	ポイント
年齢	
＜60歳	0
60-79歳	1
＞80歳	2
ショック	
心拍数＞100回/分	1
収縮期血圧＜100mmHg	2
合併疾患	
虚血性心疾患，うっ血性心不全	2
腎不全，肝不全，転移性癌疾患	3
内視鏡所見	
病変なし，マロリーワイス症候群	0
消化性潰瘍，びらん性病変，食道炎	1
悪性疾患	2
内視鏡にて確認できる出血徴候	
クリアな潰瘍　平坦な色素沈着	0
活動性出血，露出血管，血塊	2

表2-10　Rockallスコア

（文献2より引用）

③ 消化器系

（Complete Rockall スコア）の2段階で再出血，死亡のリスク評価を行うことができる。Clinicalで0点，Completeで2点以下が低リスクと考えられる。

判断：PPI投与下では食事摂取の有無は酸分泌に影響を与えなかったという報告があり，出血例においても長期に絶食する意義は低い。ただし，消化管運動の抑制による患部の安静や，再出血時に内視鏡治療が容易に再施行できるなどの観点から，一般に内視鏡的止血処置後48時間以内は絶食にすることは有益であると考えられている。また出血性消化性潰瘍では抗凝固薬・抗血小板薬服用の休薬の有無について，継続した場合の再出血のリスクの増加と休薬した場合の血栓症イベントのリスクの増加の両面について考慮しなければならない。抗凝固薬・抗血小板薬の休薬による血栓症イベントの発症のハイリスク群を表2-11に示す。

行動：消化性潰瘍の治療法と治療期間は，病因，病変，合併症（出血，狭窄，穿孔）の有無により異なる。*H.pylori*陽性の消化性潰瘍で合併症がない場合には除菌治療とともにPPIを2週間服用することで90%以上の治癒が期待できる。*H.pylori*陽性で合併症のある消化性潰瘍では8週から12週間のPPI治療が推奨される。NSAIDs潰瘍ではNSAIDsを中止し，少なくとも8週間PPIを服用する。*H.pylori*陰性かつ非NSAIDs潰瘍の場合には長期にPPI治療を継続する必要がある。

| 初期治療への反応性 副作用の有無 再出血に注意 | → | 抗凝固薬・抗血小板薬の継続をリスクに応じて判断 | → | 除菌治療 抗潰瘍治療 |

抗血小板薬関連
・冠動脈ステント留置後2ヵ月
・冠動脈薬剤溶出性ステント留置後12ヵ月
・脳血行再建術（頸動脈内膜剥離術，ステント留置）後2ヵ月
・主幹動脈に50%以上の狭窄を伴う脳梗塞または一過性脳虚血発作
・最近発症した虚血性脳卒中または一過性脳虚血発作
・閉塞性動脈硬化症でFontaine 3度（安静時疼痛）以上
・頸動脈超音波検査，頭頸部MRIで休薬の危険が高いと判断される所見を有する場合

抗凝固薬関連（全例，高リスク群として対応することが望ましい）	
・心原性脳塞栓症の既往	・機械弁置換術後の血栓塞栓症の既往
・弁膜症を合併する心房細動	・人工弁設置
・弁膜症を合併していないが脳卒中高リスクの 心房細動	・抗リン脂質抗体症候群
	・深部静脈血栓症・肺塞栓症
・僧帽弁の機械弁置換術後	

表2-11　抗凝固薬・抗血小板薬の休薬による血栓症イベントの発症のハイリスク群

（文献3より引用）

慢性期（予防も含めた）における病状判断と想定される対応

評価：H.pylori感染治癒の評価は除菌治療後4週間以上空けて行う。各評価方法の検査精度と特徴を表2-12に示す。PPIが漫然と長期間投与されているケースは多く，症状の有無とリスクからPPI継続の必要性と副作用の有無について常に評価を行う。また喫煙や大量飲酒，ストレスなど日常生活での危険因子に関して評価することが重要である。

判断：除菌成功後の消化性潰瘍の再発率は1～2％と低く，除菌成功例に対して潰瘍予防目的での長期間の抗潰瘍治療（いわゆる維持療法）は必要ないと考えられている。ただし，H.pylori陰性かつ非NSAIDs潰瘍例，PPI治療下でも症状が持続する例，除菌失敗例，年に2回以上の再発例，NSAIDs中止困難例などでは維持療法を行う。PPIは慢性的な水様性下痢を呈するcollangenous colitisの原因薬剤として知られており，遷延する下痢症状があれば中止または他の抗潰瘍治療薬への変更を検討する。またワーファリンなど他の薬剤との相互作用も報告されており，PPIの服用は必要最小限に留めるべきである。

行動：消化性潰瘍の除菌後に潰瘍再発が激減することにより，医療機関や検診における上部消化管検査の頻度が低下する可能性がある。除菌後も一定の割合で胃癌が発生するリスクはあることから，従来通りの定期的な検査を勧めていく必要がある。また禁煙や節酒，ストレスマネージメントなど生活指導に努めていくことが重要である。

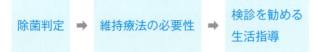

⚠ ワンポイントアドバイス

吐下血の症例で最も重要なことはA（気道）B（呼吸）C（循環）の確認・確保とO（酸素）M（モニター）I（静脈路）の緊急処置である。活動性の出血がある場合には急にショックバ

検査方法	感度	特異度	特徴
尿素呼気試験	95～100％	91～98％	除菌判定に使用可 検査前2週間はPPIを中止
便中ピロリ菌抗原	91～98％	94～99％	利便性で劣る 除菌判定で使用可
血中ピロリ菌抗体	85％	79％	除菌後も抗体が低下するまで時間を要するため除菌判定には使用不可
尿中ピロリ菌抗体	79～96％	77～85％	血中と同様，除菌判定には使用不可
内視鏡検査 　培養法 　鏡検法 　迅速ウレアーゼ	 70～80％ 95％以上 93～97％	 100％ 100％ 100％	胃粘膜を生検して調べる侵襲的な検査

表2-12　H.pylori感染の検査方法及び各検査方法の精度と特徴

（文献4より引用）

③ 消化器系

イタルに陥ることがあり，血圧低下や貧血がない場合でも慎重な対応が求められる。

☑ 関連する特定行為区分

☐ 循環動態に係る薬剤投与関連

☑ 特定行為に係る看護師のためのチェックポイント

☐ ショックへの対応　　　　　　☐ 内服薬の確認
☐ バイタルサインを用いた重症度の評価

文献

1 ）Blatchford O, Murray WR, Blatchford M. A risk score to predict need for treatment for upper-gastrointestinal haemorrhage. Lancet. 2000; **356**: 1318-21.
2 ）Vreeburg EM, Terwee CB, Snel P, et al. Validation of the Rockall risk scoring system in upper gastrointestinal bleeding. Gut. 1999; **44**: 331-5.
3 ）Fujimoto K, Fujishiro M, Kato M, et al; Japan Gastroenterological Endoscopy Society. Guidelines for gastroenterological endoscopy in patients undergoing antithrombotic treatment. Dig Endosc. 2014; **26**: 1-14.
4 ）Ramakrishnan K, Salinas RC. Peptic ulcer disease. Am Fam Physician. 2007; **76**: 1005-12.

用語解説

■ collangenous colitis
慢性の水様性下痢と大腸粘膜直下の膠原線維帯の肥厚を特徴とし，中年以降の女性に好発する。原因として遺伝的要因，薬剤（プロトンポンプ阻害薬，非ステロイド性抗炎症薬，アスピリン，チクロピジンなど），自己免疫疾患，腸管感染症などが示唆されている。

肝硬変患者の意識障害

> **症例3** 78歳，女性。C型慢性肝炎の既往あり。数日前から大声を出したり，夜間に徘徊したりするようになった。受診当日の朝に自室で倒れているところを家人に発見され救急搬送された。

病態生理：肝硬変は長期にわたる肝組織の傷害に基づく変化で，慢性肝炎あるいは慢性肝障害に起因する。慢性肝障害の原因としては，ウイルス持続感染，アルコール過剰摂取，肥満，自己免疫疾患（原発性胆汁性肝硬変，原発性硬化性胆管炎，自己免疫性肝炎，遺伝性疾患（α1アンチトリプシン欠乏症，Wilson病，ヘモクロマトーシスなど），薬剤性（αメチルドパ，メトトレキサート，アミオダロンなど），感染症（梅毒，住血吸虫症），サルコイドーシス，慢性うっ血性心不全，二次性胆道閉塞，などが挙げられる。

　肝硬変では，肝実質細胞の減少，繊維化と構造改築による血流障害，門脈―大循環シャント

形成，などにより，門脈圧亢進，腹水，肝性脳症，肺障害，心障害，腎障害，血清ナトリウム低下などを引き起こす。さらに肝細胞癌発生の危険性が高い。

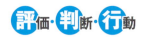

急性期における病状判断と想定される対応

評価：肝性脳症の症例である。肝硬変患者の意識障害では，肝性脳症と鑑別すべき疾患として血糖異常（低血糖，高血糖），脳血管障害，感染（敗血症，髄膜炎），電解質異常（低ナトリウム，高カルシウム），ショック（出血性，心原性，敗血症性），ウェルニッケ脳症（ビタミンB_1欠乏），薬剤性（ベンゾジアゼピン系，向精神薬，オピオイド），てんかんなどが挙げられる。ベッドサイドでは意識レベル確認後，必ずABC（Airway；気道，Breathing；呼吸，Circulation；循環）をチェックし，バイタルサインの安定を最優先する。その後病歴聴取，身体診察，血糖測定，神経学的所見（瞳孔異常，麻痺の有無）の評価を行い，意識障害の原因に対するアセスメントを進めていく。羽ばたき振戦の出現は顕性の肝性脳症（昏睡度分類 Grade Ⅱ）を示唆する（表2-13）。

判断：アンモニアは肝性脳症の原因ではあるが，血中アンモニア濃度を上昇させる病態は他にもあり，血中アンモニア濃度と肝性脳症は必ずしも相関しないことが知られている。そのため診断には病歴聴取と診察が重要で，他の疾患除外のため各種検査（血液検査，心電図，頭部CTなど）を考慮する。検査の結果などを踏まえ，肝性脳症の誘因を同定し，鎮静薬・鎮痛薬の使用や便秘，脱水，感染，消化管出血，低カリウム血症に対する介入の必要性を判断する。

行動：肝性脳症の薬物治療としてはアンモニアの産生・吸収抑制を目的とした非吸収性合成二

昏睡度	精神症状	参考事項
Ⅰ	睡眠覚醒リズムの逆転 多幸気分，特に抑うつ状態 だらしなく，気にとめない態度	Retrospectiveにしか判定できない場合が多い
Ⅱ	指南力（時，場合）障害，物を取り違える 異常行動，時に傾眠傾向 無礼な行動があるが医師の指示に従う態度をみせる	興奮状態がない 尿，弁失禁がない 羽ばたき振戦あり
Ⅲ	しばしば興奮状態またはせん妄状態を伴い反抗的態度をみせる 嗜眠状態（ほとんど眠っている） 外的刺激で開眼しうるが，医師の指示に従わない，または従えない	羽ばたき振戦あり 指南力は高度に障害
Ⅳ	昏睡，痛み刺激に反応する	刺激に対して払いのける動作，顔をしかめるなどがみられる
Ⅴ	深昏睡　痛み刺激に反応しない	

表2-13　肝性脳症の昏睡度分類

（文献1より引用）

③ 消化器系

糖類（ラクツロース30〜40mL/回を2〜3回/日），代謝・排泄促進を目的とした分枝鎖アミノ酸（BCAA）輸液製剤の投与，原因に対する治療を行う。

> バイタルサインの確認
> 血糖測定
> 神経学的所見の評価
> ➡ 意識障害の鑑別
> 肝性脳症の誘因の同定
> ➡ 非吸収性合成二糖類
> 分枝鎖アミノ酸製剤
> 誘因の是正

回復期における病状判断と想定される対応

評価：先に述べたようにアンモニア濃度は診断にも治療効果判定にも有用でないことから，肝性脳症の治療効果は意識レベルで判定する。48時間経過しても改善しない場合には非腸管吸収性抗菌薬であるリファキシミンの追加を検討する。ただし，意識障害が遷延する場合には前記に挙げた他の原因がないかを常に注意して観察する。経口摂取の際には誤嚥，また不穏による転倒にも注意する。

判断：肝性脳症の昏睡期から回復すればできる限り早期に食事を開始する。低蛋白食の摂取は栄養状態を悪化させ，長期的な予後を悪化させる可能性があるため，総カロリー35〜40kcal/kg/日，蛋白1.2〜1.5g/kg/日の栄養療法が推奨されている。

行動：肝性脳症の回復期には栄養指導，リハビリテーションを積極的に行う。また投薬内容の見直し，服薬コンプライアンスの確認を含めた薬剤指導，多職種と協働して生活環境の整備に向けた取り組みを行うべきである。

> 意識レベルの評価
> 誤嚥，転倒のリスク
> ➡ 食事開始の判断
> ➡ 栄養・服薬指導
> リハビリテーション
> 生活環境整備

慢性期（予防も含めた）における病状判断と想定される対応

評価：肝性脳症の慢性期では引き続き誘因に対する評価を行う。排便状況や血便，脱水，感染兆候，電解質異常の有無，服薬コンプライアンスを確認する。また転倒予防の点で生活環境の整備とリハビリテーションが重要となる。軽度の肝性脳症（Grade I）では，運転や仕事に支障がないかを聴取し，肝性脳症の増悪の兆候がないかを評価する。

判断：肝性脳症では非吸収性合成二糖類を用いて軟便が1日2〜3回になるように排便コントロールを行う。感染予防の観点からインフルエンザワクチンや肺炎球菌ワクチンなど予防接種は積極的に勧めるべきである。また先にも述べたように蛋白制限は栄養状態の悪化を招き，長期予後を悪化させることから推奨されない。

行動：非代償期肝硬変の肝性脳症の薬物治療は，非吸収性合成二糖類に加え，腸管非吸収性抗

第 2 章　その他の主要疾患の病態と臨床診断・治療の概論

菌薬，分枝鎖アミノ酸製剤の長期経口投与が中心となる。誘因となる消化管出血の予防のため食道・胃静脈瘤に対する消化管内視鏡検査，また肝細胞癌の早期発見のため 6 ヵ月毎の腹部超音波検査を勧める。

排便状況，脱水，感染兆候，服薬コンプライアンスの評価　➡　排便コントロール　ワクチン接種　栄養管理　➡　薬物治療　内視鏡検査　腹部超音波検査

❗ ワンポイントアドバイス

　非代償期肝硬変患者では，肝性脳症の他に，腹水や食道胃静脈瘤などの合併症に注意を要する。また電解質異常や消化器症状の有無，浮腫や黄疸などの身体的所見，認知機能や栄養状態など評価項目が多岐にわたるため，漏れがないようチェックリストを作成し定期的に評価するのが望ましい。

✅ 関連する特定行為区分

☐　栄養及び水分管理に係る薬剤投与関連　　　☐　循環動態に係る薬剤投与関連
☐　感染に係る薬剤投与関連

✅ 特定行為に係る看護師のためのチェックポイント

☐　JCS（Japan Coma Scale），GCS（Glasgow Coma Scale）を用いた意識レベルの評価
☐　内服薬の確認
☐　バイタルサインによる重症度の予測

文献
1 ）厚生労働省特定疾患難治性の肝炎調査研究班　劇症肝炎分科会，1981年.

用語解説

■羽ばたき振戦
手関節を背屈させたまま手指と上肢を伸展させ，その姿勢を保持するように指示すると手関節及び中指関節が急激に掌屈し，同時に元の位置に戻そうとして背屈する運動が認められる。手関節や手指が速くゆれ，羽ばたいているようにみえるのでこのように呼ばれる。

③ 消化器系

肝硬変患者の発熱

症例 4
62歳，男性。アルコール性肝硬変の既往あり。飲酒や服薬コンプライアンスが不良で腹水のコントロールに難渋していた。数日前から全身倦怠感が増悪し，発熱，腹痛をきたし受診した。

病態生理：特発性細菌性腹膜炎（spontaneous bacterial peritonitis：SBP）は肝硬変腹水例の8〜18％に出現し，診断が遅れると致命的な経過をとるが，早期の抗菌薬投与で救命しうる疾患である。SBPとは外科的介入を要する腹腔内感染（腸管穿孔からの二次性腹膜炎など）によらない腹水の感染と定義される。病因としては，腸管蠕動低下による腸内細菌の異常増殖，門脈圧亢進による腸管の透過性亢進などが関与していると考えられている。また低胃酸症が腸内細菌の異常増殖の原因となりえるためプロトンポンプ阻害剤の使用はSBP発症のリスクを高める。その他Child-Pughスコア9点以上の肝硬変進行例や腎不全例（血清クレアチニン1.2mg/dL以上），低ナトリウム血症例（血清ナトリウム130mEq/L未満）もSBPのハイリスク群と考えられている。

SBPはアルコール性肝硬変患者で頻度が高く，発熱と腹痛を主症状とする。しかしSBP患者の約3割が腹部症状が軽微もしくは無症状であるという報告もあり，肝硬変腹水患者の発熱では常に想起すべき疾患である。

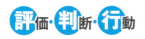

急性期における病状判断と想定される対応

評価：肝硬変腹水例の発熱では尿路感染，肺炎，軟部組織感染症の頻度も高いため，バイタルサイン，腹部症状，腹部所見の他に，呼吸器症状の有無，尿の性状，皮膚所見の評価が重要である。最近の抗菌薬使用歴があれば，偽膜性腸炎も考慮しなければならない。

判断：SBPの診断に腹水検査は必須である。腹水中の好中球数が250/mm^{3}以上で，腹水培養が陽性の場合にSBPと診断される。採取した腹水は血液培養ボトル（できれば2セット10mLずつ）に入れて検査に提出する。また二次性腹膜炎との鑑別のため，腹水の総蛋白，LDH，糖，グラム染色，CEA，ALPを検査する。同時に他の疾患除外のため血液検査・培養，尿検査・培養，胸部レントゲン検査を，二次性腹膜炎が疑われれば腹部造影CTを施行する。

行動：SBPの起因菌は60％がグラム陰性桿菌（大腸菌，クレブシエラ）である。市中感染で最近の抗菌薬治療歴がなければ経験的に第3世代セフェム（例：セフォタキシム2g8時間毎）の投与を5日間行う。また肝機能障害（総ビリルビン値＞4mg/dL），腎機能障害（血清クレアチニン＞1mg/dL）例では第1病日に1.5g/kg，第3病日に1g/kgのアルブミン投与が腎不全と死亡のリスクを低下させたという報告がある。

第2章　その他の主要疾患の病態と臨床診断・治療の概論

　　SBPにおいて最も重要なのは，診断のために治療を遅らせてはならないということである。各種培養検査を提出後は，検査結果や画像検査を待たず速やかに抗菌薬の投与を行うべきである。

バイタルサイン
身体所見　➡　各種培養検査　➡　抗菌薬の早期投与

回復期における病状判断と想定される対応

評価：SBPの治療開始後は，発熱を含めたバイタルサイン，腹部症状の改善を確認する。また腹部所見（腹部膨満や圧痛，筋性防御など）の評価を丁寧に行う。また抗菌薬投与後には皮疹や呼吸苦，下痢の有無を観察し，アレルギー反応や副作用の出現に注意する。

判断：SBPの治療開始後も発熱が遷延する場合には腹水検査を再度行う。腹水所見に改善がなければ耐性菌の可能性があり抗菌薬の変更を考慮し，腹水所見に改善を認めれば他の熱源（薬剤熱，偽痛風，膿瘍など）を検索する。

行動：SBPの回復期では腹水コントロールのため減塩食（塩分4～6.9g/日）の食事・栄養指導とカリウム保持性利尿薬（スピロノラクトン），ループ利尿薬（フロセミド）の調整を行う。利尿薬調整時には必ず電解質（血清ナトリウム，カリウム）をモニターする。

治療効果
抗菌薬副作用の確認　➡　改善が乏しい場合
再度腹水検査施行
その他熱源検索　➡　利尿薬の調整
栄養指導

慢性期（予防も含めた）における病状判断と想定される対応

評価：肝硬変腹水患者では予後を悪化させるような薬剤（βブロッカー，プロトンポンプ阻害薬，非ステロイド性抗炎症薬，アンジオテンシン変換酵素阻害薬，アミノグリコシド系抗菌薬）やアルコール，塩分過剰摂取の有無，利尿薬の服薬コンプライアンスを評価する。

判断：塩分制限や利尿薬増量でもコントロール不良の腹水例に対しては，大量穿刺排液，経頸静脈肝内門脈体循環シャント術（transjugular intrahepatic portosystemic shunt：：TIPS），肝移植の適応を判断する。5Lを超える大量腹水穿刺の際には循環動態への影響を考慮し，アルブミンの投与を行う。水分制限は有症状または重度（Na<120mEq/L）の低ナトリウム血症を除けば推奨されない。

行動：SBPの再発予防を目的としてニューキノロン系，ST合剤による抗菌薬投与は勧められるが，生命予後改善に関する効果は不明である。また日本では長期間の抗菌薬予防投与が保険診療上認められていないため，適応に関しては臨床的に十分検討し，また施設に

③ 消化器系

よっては倫理審査の上での使用を考慮する。肝硬変患者が易感染状態であり感染が重症化しやすい点に留意し，日常的に注意深く観察することで感染兆候の早期発見に努めることが重要である。

薬剤の見直し　服薬コンプライアンス　➡　腹水穿刺，TIPS　肝移植の適応　➡　抗菌薬予防投与　感染兆候早期発見

❗ ワンポイントアドバイス

　肝硬変患者（特に腹水貯留例）では，腹部症状が軽微であっても経過観察や対症療法に終始せず，医師へ報告し迅速に対応することが求められる。また腹部症状が重篤な場合には穿孔による腹膜炎を念頭に置き，外科へのコンサルテーションを行うべきである。

✅ 関連する特定行為区分

□　腹腔ドレーン管理関連　　　　　　□　循環動態に係る薬剤投与関連
□　感染に係る薬剤投与関連

✅ 特定行為に係る看護師のためのチェックポイント

□　基礎疾患の重症度評価　　　　　　□　腹部所見の診察
□　内服薬の確認　　　　　　　　　　□　病因菌の想定
□　バイタルサインによる重症度の予測　□　増悪因子の除去

参考文献

・Peptic ulcer disease: Management. UpToDate.
・日本消化器病学会 編. 消化性潰瘍診療ガイドライン2015　改訂第2版. 東京，南江堂, 2015.
・Hepatic encephalopathy in adults: Treatment. UpToDate.
・日本消化器病学会 編. 肝硬変診療ガイドライン2015　改訂第2版. 東京，南江堂，2015.
・Tsochatzis EA, Bosch J, Burroughs AK. Liver cirrhosis. Lancet. 2014; **383**: 1749-61.
・Spontaneous bacterial peritonitis in adults: Diagnosis. UpToDate.

用語解説

■ Child-Pughスコア

肝障害度評価として，各項目のポイントを加算し，合計点によってA（5～6点），B（7～9点），C（10～15点）の3段階に分類する。

	1点	2点	3点
脳症	ない	軽度	時々昏睡
腹水	ない	少量	中等量
血清ビリルビン値（mg/dL）	2.0未満	2.0～3.0	3.0超
血清アルブミン値（g/dL）	3.5超	2.8～3.5	2.8未満
プロトロンビン活性値（%）	70超	40～70	40未満

■ 経頸静脈肝内門脈体循環シャント術

経皮的にカテーテルを挿入し，肝静脈と肝内門脈の間に短絡路（シャント）を作成することによって，亢進した門脈圧を低下させる処置。

第2章

第2章　その他の主要疾患の病態と臨床診断・治療の概論

> **特定行為に係る看護師の目**
>
> 高齢者は，多剤併用していることも少なくなく，消化器症状を含め様々な副作用をきたす可能性が高いです。また肝疾患を含め，様々な原因により意識障害をきたしやすいです。そのため系統的な医療面接，身体診察を駆使しながら原因検索が必要ですが，家族からの情報，水分，食事摂取量，薬剤についての情報も忘れずに聴取する必要があります。

④ 腎・泌尿器系

急性腎障害

> **症例1**　48歳，男性。生来健康。マラソン大会で10km完走した日の夕食後から嘔吐あり。翌日も食事が取れず，尿もあまり出なくなった。夕方から冷汗とふらつきが出現して救急外来を受診。緊急検査での血清クレアチニン値2.8mg/dLで腎機能低下を認め，入院となった。

> **症例2**　82歳，男性。糖尿病と高血圧にて近医通院中で，腎機能低下は指摘されていない。3日前からの下腹部痛のため時間外受診，下腹部の膨満あり，便秘との診断で摘便されたが改善しなかった。尿が出なくなったために泌尿器科を受診，膀胱内の大量尿貯留と両側水腎症を認めた。血清クレアチニン値8.6mg/dLと高度の腎機能低下がみられたが，導尿及び間欠的自己導尿にて1.2mg/dLまで改善した。

病態生理：なんらかの原因で，数時間〜数日の間に腎機能が急速に低下して，体液量・電解質・酸塩基平衡などの生体恒常性の維持が困難となった病態を急性腎障害（acute kidney injury：AKI）という。AKIでは，血清クレアチニン値がごくわずかに上昇するような早期から連続性に腎障害が進行し，早期診断・早期治療にて腎機能回復の可能性を上げることができる。様々な状況で，早期にAKIを認識できるように，血清クレアチニン値の上昇（48時間以内に血清クレアチニン値が0.3mg/dL以上高くなる，または基礎値から1.5倍以上高くなる）と尿量減少（6時間以上にわたって0.5mL/kg/hr未満の減少が続く）による基準がある（KDIGO診療ガイドライン[1]）。

　腎障害を起こす原因の部位に基づいて，AKIを①腎前性，②腎性，③腎後性に分類する。院外発症では腎前性AKIが約70%と最多であり，有効循環血液量の減少（出血，脱水，心不全など）に続発することが多い。院内発症では，腎性AKIが55〜80%と最も多く，急性尿細

④ 腎・泌尿器系

管壊死，薬剤性腎障害，敗血症性が代表的である。院外・院内ともに，腎後性AKIは20～30%を占め，尿路の閉塞や狭窄（尿道閉塞，両側尿管閉塞，前立腺疾患）が原因であり，導尿や泌尿器科的処置にて腎機能が回復することが多い。

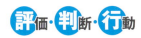

急性期における病状判断と想定される対応

評価：AKIにおいて重要なことは，できるだけ早くその原因に対する治療を開始すること，病態に応じて適切な段階で腎代替療法（急性血液浄化療法）を導入することである。腎前性AKIでは，細胞外液補充液の輸液や輸血，心不全治療が奏功すれば改善が得られる。腎後性AKIでは，導尿や泌尿器科的処置後に尿量が安定して得られるか観察する。AKIの急性期治療中は，心電図モニターを装着して，高カリウム血症による心電図変化に注意する。また，過剰な輸液による肺水腫にも留意して，輸液量及びin-outバランスに気を配り，必要に応じて利尿薬の投与を検討する。保存的な治療にも関わらず，①体液過剰（うっ血性心不全），②高カリウム血症，③代謝性アシドーシス，④尿毒症症状（意識レベル異常，尿毒症性心膜炎・胸膜炎，出血傾向など）といった腎機能の破綻による徴候が出現する場合は，急性血液浄化療法（透析療法）の適応である。

判断：原疾患の治療や輸液などの経過中は，尿量・血圧・脈拍・経皮的酸素飽和度の変化に注意する。血清カリウム値などの電解質の変化に留意して，必要に応じて補液内容の変更を検討する。治療の過程で，腎機能の破綻による前記4徴候がみられる場合は，遅滞なく急性血液浄化療法（透析療法）の導入を考慮する。

行動：腎障害に伴って血圧低下や脱水所見を認めれば，細胞外液を主とした補液が必要である。しかし，過大な輸液量による体液過剰・うっ血性心不全の発症には十分に注意する。透析療法が導入となった場合は，透析用中心静脈カテーテルや体外循環回路のチェック，必要十分な透析量の確保に留意して，適切に透析医・集中治療医や臨床工学技士と協働する。

| 腎障害の把握と原因疾患の診断と治療 | → | 腎機能・尿量・バイタルサインの反応性評価 | → | 輸液・薬剤調整，透析療法導入の判断 |

回復期における病状判断と想定される対応

評価：AKIの原因となった病態の改善が維持できているかどうかを評価する。循環動態の不安定性や腎機能の再増悪に注意して経過をみる。AKIの回復期には尿濃縮力低下のために多尿（利尿期）がみられることが多く，循環血液量の低下や電解質異常をきたしや

第2章　その他の主要疾患の病態と臨床診断・治療の概論

すい。このためin-outバランスや体重，電解質の変化に注意する。

判断：尿量をはじめとしたバイタルサインの観察，浮腫や経皮的酸素飽和度の低下といった体液過剰を示唆する身体所見の有無，血液検査では血清クレアチニン値の再上昇及び血清電解質異常（特にナトリウム，カリウム）に注意する。体重を継時的に記録することは，体液量の評価のために大変有用である。

行動：腎機能の再増悪やその症状・徴候がみられる場合は，原疾患の再燃や今回の治療に用いた薬剤による腎障害も考慮して，これまでの治療過程を振り返る。その上で，急性期治療の再開が必要かどうか確認する。

腎機能回復の維持　➡　バイタルサインと血液検査での経過観察　➡　再増悪時の速やかな対応

慢性期（予防も含めた）における病状判断と想定される対応

評価：AKIの既往は将来的な慢性腎臓病や末期腎不全の危険因子であるため[2]，AKI治癒後にも長期的な視野で腎機能の経過観察をすることが望ましい。また，基礎疾患・慢性疾患のある患者では，その慢性期の治療が継続できるように配慮することが大切である。

判断：AKIの既往のある患者は，定期的な血清クレアチニン値及び尿検査にて経過を追跡するべきである。また，今回のAKIを引き起こした誘因（慢性疾患の増悪因子を含む）が明らかであれば，今後それらを避けることができるように適切な指導や環境整備を行う。

行動：NSAIDsなど腎機能に悪影響を及ぼす可能性のある内服薬を回避もしくは減量する必要性に留意して，かかりつけ医など慢性期を管理する部門と緊密に連携を取る。

継続的な腎機能の経過観察　➡　増悪因子の回避　➡　慢性期医療での処方薬などへの配慮

❗ ワンポイントアドバイス

降圧薬の中でも心保護・腎保護作用のある薬剤としてアンジオテンシンⅡ受容体拮抗薬（ARB）が処方される機会が多い。夏季など脱水になりやすい時に，ARBの作用が増強されることで糸球体濾過量が低下して急性腎障害を発症することがしばしばみられる。最近はARBと利尿薬の合剤も処方されることが多く，脱水などが危惧される状況では，一時的に減量や休薬を考慮した方が無難である。

④ 腎・泌尿器系

☑ 関連する特定行為区分

- ☐ 透析管理関連
- ☐ 感染に係る薬剤投与関連
- ☐ 栄養及び水分管理に係る薬剤投与関連

☑ 特定行為に係る看護師のためのチェックポイント

- ☐ 基礎疾患（慢性疾患）の確認
- ☐ 原因疾患の確認とその治療
- ☐ 定常状態での腎機能の確認
- ☐ 尿量及び体重を含めたバイタルサインの確認

文献

1） The Kidney Disease Improving Global Outcomes（KDIGO）Working Group: Definition and classification of acute kidney injury. Kidney Int. 2012; 2（Suppl）: 19-36.
2） Ishani A, et al. Acute kidney injury increases risk of ESRD among elderly. J Am Soc Nephrol. 2009; 20: 223-8.

用語解説

■腎代替療法
腎機能が高度に障害された患者において，自分の腎臓の働きを代替して老廃物の除去や体液バランスの調節を行う治療。急性腎障害では，急性血液浄化療法として持続的血液濾過透析法（CHDF）などが行われる。末期腎不全の場合は，血液透析，腹膜透析，腎移植の3つの方法がある。

慢性腎臓病患者の急性増悪

症例 3　70歳，女性。慢性糸球体腎炎による慢性腎臓病で近医通院中。最近は血清クレアチニン値1.6mg/dL（eGFR 25.3mL/min/1.73m^2）で安定していた。3日前からの発熱と咽頭痛のために近医を受診して，経口抗菌薬と解熱鎮痛薬を処方された。しかし改善しないために再診して，その時の血液検査にて血清クレアチニン値が3.3mg/dLまで悪化しており，基幹病院に紹介となった。

病態生理：慢性的な腎機能低下もしくは尿異常（蛋白尿・血尿）がある慢性腎臓病（chronic kidney disease：CKD）の患者においては，通常，年単位のゆっくりした速度で腎機能が低下していく。最終段階として末期腎不全に至り，維持透析が必要となる可能性がある。その経過中に，なんらかの原因によって腎機能が急速に低下することを急性増悪という。その原因としては，脱水，感染症，薬剤性が多い。CKDの原疾患である腎疾患（慢性糸球体腎炎や糖尿病性腎症など）の急速な増悪が原因のこともあり，その場合は尿蛋白量の増加や血尿の悪化が認められることが多い。それらの原因に対する治療を速やかに行うことで腎機能が元のレベルに近いところまで回復する見込みはあるが，それまで比較的安定していた腎機能が急速に低下して末期腎不全に至り維持透析導入が必要となることもありうる。

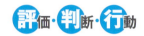

急性期における病状判断と想定される対応

評価：腎機能の急性増悪をきたしている原因の検索と除去が重要である。治療に反応して、尿量などバイタルサインを含めて全身状態が改善傾向となっているかをチェックする。薬剤性の原因として非ステロイド系抗炎症薬（NSAIDs）が代表的であるが、急性期治療中の発熱・疼痛時の約束指示・処方などでNSAIDsを安易に投与しないように注意する。腎機能の高度低下による様々な症状（体液過剰，電解質異常，代謝性アシドーシス，尿毒症症状）がみられる場合は、維持透析導入ではなく、急性血液浄化療法が一時的に必要となることがあるので、その徴候の出現に十分注意する。

判断：尿量の減少傾向がみられた時は、血管内容量（有効循環血液量）の低下なのか腎機能の更なる悪化なのか、または下部尿路系のトラブル（尿道バルーンカテーテルの不具合を含む）なのかを鑑別する。それにより、輸液量の調節、利尿薬の投与、尿道カテーテル交換などの必要性を判断する。急性腎障害（AKI）の時と同様に、保存的治療にも関わらず腎機能の高度低下による徴候が出現した場合は、急性血液浄化療法の必要性を考慮する。

行動：血行動態の安定が重要であり、脱水や体液過剰にならないよう体液量のバランスを把握するために毎日体重を記録する。体重減少もしくは増加傾向がみられる時には適切に医師に連絡して対応する。造影CTなどヨード系造影剤を要する検査はなるべく避けるべきであるが、診断や治療のためにどうしても必要な場合は、造影剤腎症に対する予防的な措置として、適切な量の生理食塩水の持続点滴を行うことが望ましい。

原因疾患の同定と治療 → 腎機能の観察と急性血液浄化療法の適応判断 → 体液バランス保持と増悪因子の除去

回復期における病状判断と想定される対応

評価：腎機能がどの程度まで回復したのかを血清クレアチニン値から評価して、回復期のCKD重症度分類を把握する。急性に増悪している時の血清クレアチニン値から求められる推定糸球体濾過量（eGFR）は正確ではないことに注意する。高血圧など基礎疾患に対する定期内服を再開する前に、最近の内服歴からNSAIDs以外にも腎機能に悪影響を及ぼす可能性のある薬剤（抗生物質，抗リウマチ薬，抗悪性腫瘍薬，骨粗鬆症治療薬など）が含まれていないかに留意する。

判断：血清クレアチニン値が再度上昇するようなら、原疾患の再増悪や利尿薬などによる血管内容量（有効循環血液量）の低下、急性期治療時に投与された薬剤の影響を考慮する。回復期のCKD重症度分類に基づいて、適切な食事療法などの生活指導を行う。

④ 腎・泌尿器系

行動：腎機能や原因疾患の再増悪の徴候がみられる場合は，医師に連絡して再治療や精査の必要性を検討する。回復期の腎機能が急性増悪前より低下して，慢性透析など腎代替療法の導入時期が近づいたと考えられる場合は，患者及び家族と療法選択（血液透析・腹膜透析及び腎移植）のための話し合いの場をもち，近い将来の慢性透析導入への準備を始める。

| 回復期のCKD重症度の確認 | → | 新しい重症度に応じたCKD治療と再増悪の注意 | → | 慢性透析まで含めた予後への配慮 |

慢性期（予防も含めた）における病状判断と想定される対応

評価：1日6g未満の塩分制限をはじめとした食事療法，高血圧や糖尿病など基礎疾患の治療継続と適切な管理，及びエリスロポエチン製剤（erythropoiesis stimulating agents: ESA）などによる保存期腎不全治療の継続が大切である。慢性期でも，血圧などのバイタルサインと体重の変化に注意すること，腎機能の低下速度が上がってこないかどうかに注意して1〜3ヵ月毎にeGFRを評価する。

判断：内服薬の変更や体調の変化に伴って，腎機能が変化しないかに注意する。日常の血圧（家庭血圧及び診察室血圧）と体重を確認して，変化があるようならば原因を追求する。
　　　高齢者で痩せている（筋肉量が年齢相応よりも少ない）患者の場合，血清クレアチニン値から求められるeGFRは真の値より高く推算される。急性期・回復期にかけての「痩せ」にも注意して継続的に腎機能を評価していく。慢性期では，血清クレアチニン値やeGFRの絶対値よりもその変化量やトレンド，腎不全に基づく体調変化や電解質・酸塩基平衡などの検査値異常も合わせて，総合的に腎機能を判断する。

行動：定期的な検査結果をフォローして，腎機能や電解質（特にカリウム）の悪化傾向がみられる場合は，内服薬や食事内容（例えば，カリウムの場合は果物，野菜，芋類・海藻類の摂り過ぎに注意）の聞き取りと適切な指導を行う。感染症による腎機能増悪のリスクを減らすために，インフルエンザワクチンや肺炎球菌ワクチンなどの予防接種を含めた感染予防にも配慮する。

| 基礎疾患と保存期腎不全治療の継続 | → | 総合的な腎機能のフォロー | → | 急性増悪の要因の排除 |

❗ ワンポイントアドバイス

　骨粗鬆症に対する治療として，他院を含めた整形外科などから活性型ビタミンD製剤が処方されることがある。血清カルシウム濃度は日常的に検査されることは比較的少ないが，高カルシウム血症による腎機能低下に遭遇することはよくある。特に高齢女性での腎機能の悪化をみたら，他院処方分も含めた薬剤歴の確認と血清カルシウム値の測定を考慮してほしい。

第2章

第2章　その他の主要疾患の病態と臨床診断・治療の概論

✅ 関連する特定行為区分

- ☐ 透析管理関連
- ☐ 栄養及び水分管理に係る薬剤投与関連

✅ 特定行為に係る看護師のためのチェックポイント

- ☐ 基礎疾患の確認
- ☐ 尿量及び体重を含めた，バイタルサインの確認
- ☐ 原因疾患の確認とその治療
- ☐ 定常状態での腎機能の確認

文献

1）日本腎臓学会 編．CKD診療ガイド2012．東京，東京医学社，2012．

用語解説

■ CKD（chronic kidney disease）

蛋白尿などの腎臓の障害，もしくは糸球体濾過量が60mL/min/1.73m²未満の腎機能低下が3ヵ月以上持続する状態のこと．重症度を，原因（Cause），腎機能（GFR），蛋白尿もしくはアルブミン尿（A）で分類する．特に，eGFR 45mL/min/1.73m²未満である「G3b」以降は末期腎不全や心血管死亡のリスクが大きい．

原疾患	蛋白尿区分		A1	A2	A3
糖尿病	尿アルブミン定量（mg/日）		正常	微量アルブミン尿	顕性アルブミン尿
	尿アルブミン/Cr比（mg/gCr）		30未満	30〜299	300以上
高血圧 腎炎 多発性囊胞腎 腎移植 不明 その他	尿蛋白定量（g/日）		正常	軽度蛋白尿	高度蛋白尿
	尿蛋白/Cr比（g/gCr）		0.15未満	0.15〜0.49	0.50以上
GFR区分 (mL/分 /1.73m²)	G1	正常または高値	≧90		
	G2	正常または軽度低下	60〜89		
	G3a	軽度〜中等度低下	45〜59		
	G3b	中等度〜高度低下	30〜44		
	G4	高度低下	15〜29		
	G5	末期腎不全（ESKD）	<15		

CKD重症度分類

（日本腎臓学会 編．CKD診療ガイド2012．東京，東京医学社，2012，P3より引用）

維持透析患者の急性疾患

77歳，男性．腎硬化症による末期腎不全にて維持血液透析中．最近血圧が以前より高くなってきた．約2週間前より咳が出現して，鎮咳薬と気管支拡張薬が処方されたが改善しなかった．透析前日の夜から少し息が辛くなり，翌日透析前のレントゲンにて肺うっ血を認め，体液過剰によるうっ血性心不全と診断．ドライウェイト（DW）を低下させて，数日して咳は消失した．

74

④ 腎・泌尿器系

> 症例5　61歳，女性。糖尿病性腎症による末期腎不全にて維持血液透析中。透析間の体重増加がいつも多く，うっ血性心不全での入院歴が数回ある。定例透析にて来院直後から呼吸困難あり，胸部レントゲンで肺うっ血を認めたが，体重増加量は0.8kg（DW 63kg）と少なかった。胸部症状は全くなかったが，心電図にて急性冠症候群が疑われ，緊急冠動脈造影にて左冠動脈に99％狭窄を認めた。

病態生理：腎疾患が進展した結果，糸球体濾過量が高度に低下してeGFR 15mL/min/1.73m^{2}未満に至ると，CKDの最終段階であるG5（グレード5）すなわち末期腎不全となる。それまで腎臓が保っていた生体恒常性の維持が困難となり，老廃物の排泄，体液・電解質・酸塩基平衡の調節，造血機能，ミネラル・骨代謝機能，血圧調節などが障害されて，様々な症状や病態を呈するようになる。食事療法や薬物療法による保存期腎不全治療が限界となると，腎代替療法である血液透析・腹膜透析・腎移植が生命の維持のために必要となる。

　維持透析が一旦開始されると，腎移植が行われない限り生涯継続しなくてはならない。維持透析患者では水・電解質をはじめとした自己調節能が高度に低下しているため，医療者側と患者側で適切に意思疎通を図りバランスのとれた全身管理を行う必要がある。維持透析患者は心血管系リスクが高いこと，易感染性であること，精神心理学的な脆弱性など独特な病態を理解した上で，適切な医学的管理が必要である。

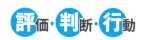

急性期における病状判断と想定される対応

評価：維持透析患者が何らかの愁訴を訴えた時には，末期腎不全・透析に関連した病態であるのか，透析とは直接的な関連性が少ない病態であるのかを考えながら，問診やバイタルサイン・身体所見を取る。

　腎不全・透析と関連性の高い病態としては，体液過剰（透析間体重増加の過多）による肺水腫，高カリウム血症，高または低カルシウム血症，透析シャントまたは腹膜透析カテーテルに関連したトラブルがある。体重の増加量，血圧上昇，呼吸音の異常や経皮的酸素飽和度の低下，四肢の圧痕性浮腫，四肢のしびれ・脱力の有無，内シャントではシャントスリルや血管雑音の変化，腹膜透析では排液の性状や注排液の状態，カテーテル出口部の状態を確認する。

　透析とは直接的な関連性は少ないが，維持透析患者においてリスクの高い心血管障害，脳血管障害，感染症などの可能性が考えられた場合は，定例透析の開始前に適切な精査もしくは専門科の受診が望ましいため，透析医に連絡の上で対応を協議する。その際に必要な評価項目は，基本的に非透析患者と同様であり，他稿を参照されたい。

判断：（症例4）のように，呼吸困難や低酸素血症，咳や喘鳴といった心不全（左心不全）を

第2章　その他の主要疾患の病態と臨床診断・治療の概論

疑わせる徴候があり，透析間の体重増加量がDWに対して5％を優に超えている場合は，体液過剰による肺水腫をまず考慮する。それとは反対に，体重増加が特に多くないにも関わらず心不全・呼吸不全の徴候がある場合（症例5）は，急性冠症候群を第一とした心原性の急性心不全やCOPD（慢性閉塞性肺疾患）及び気管支喘息の急性増悪の可能性も考慮に入れる必要がある。また，維持透析患者では電解質に影響を与える薬剤が投与されていることも多いため，薬剤歴と血液検査結果を合わせて評価するのがよい。高カリウム血症の可能性は常に考えておく必要があり，最近の食事内容や神経筋症状（しびれ・脱力）などで疑わしい場合には速やかに心電図（12誘導もしくはモニター）を確認する。内シャント及び腹膜透析カテーテルについては，異常がみられれば，透析医に連絡して緊急対応の必要性を判断する。

行動：体液過剰による急性心不全や有症状の高カリウム血症では，定例の維持透析まで間に合わなければ，緊急で血液透析を行う。透析条件について，ダイアライザー，血流量・透析液流量は基本的に維持透析での条件で問題ないが，透析時間は病態に合わせて調節して，体液量を評価して適切な除水量及び目標体重を設定する。出血性疾患の時は，抗凝固薬を未分画ヘパリンから低分子ヘパリンもしくはメシル酸ナファモスタットに変更する。緊急透析中は，心電図モニターの装着と頻回の血圧測定を行って，循環動態の変化に留意する。血圧低下がみられれば，下肢挙上や除水の一時中止，生理食塩水の点滴などで対応する。透析の遂行でも症状が改善しない場合は，透析関連以外の合併症の可能性を考慮して，必要な対応を行う。

透析に関連した病態か否か　➡　緊急透析の判断　➡　適切な透析条件の設定と状態監視

回復期における病状判断と想定される対応

評価：通常の維持透析に復帰する前に，改めて体液量の評価を行ってDWを再検討する。維持透析患者は多数の薬剤を服用している「ポリファーマシー」の状態であることが多いため，今回の急性疾患に対応して，必要があれば降圧薬や電解質（主にカリウム，カルシウム，リン）に影響を及ぼす薬剤などの調整や整理を考慮する。

　　　透析に関連しない合併症の回復期には，各病態に応じた回復期の適切なケアを行う。処方内容の変更がある場合は，透析患者に適した用量調節がされているかを確認する。

判断：急性疾患の際には異化亢進のために「痩せ」がみられることが多い。このため，浮腫の出現や血圧の上昇傾向に注意して観察する。食事摂取量や透析間体重増加量の推移をみて，必要に応じてDWを再設定する。

　　　急性期の治療が終了したのち，再増悪のサインを早期に発見するために，バイタルサインの変化や浮腫の出現，透析回路内の状態変化（静脈圧上昇や透析回路内の残血や凝血

④ 腎・泌尿器系

など）にも留意する。

行動：透析前に体液量や血圧の評価を行って，「痩せ」による体液過剰と考えられる場合は，DWを下げるなどして調節する。筋肉量の低下を考慮して，必要に応じてリハビリテーションを実施する。

急性期後の体液量と処方薬の調整 → 再増悪のサインの早期発見 → DW再設定とリハビリテーション

慢性期（予防も含めた）における病状判断と想定される対応

評価：維持透析患者の通常の医学的管理を確実に行う。毎回透析時のバイタルサインの確認，非透析日を含めた家庭血圧の確認，内シャントの評価，腹膜透析カテーテル及び注排液の状態のチェックなど。
適切な頻度の基本的な血液検査や胸部レントゲンなどにて，体液量や透析合併症を含めた全身状態を把握する。

判断：透析間の体重増加がだんだん多くなってくる，透析前の電解質異常（特にカリウムとリン）の頻度が増えてくる，かぜ症状を伴わない咳嗽がみられるようになるなどの場合は，急性増悪の前兆である可能性を考慮する。食事療法の不徹底や服薬管理の困難を原因とした，全身状態の変化や定期血液検査の異常についても十分留意する。

行動：維持透析患者は比較的短い間隔で定期的に来院するため，体調やバイタルサインの変化をなるべく早期にとらえて，生活指導・服薬相談を行う。当然のことではあるが，透析治療の継続の必要性，処方薬の目的の理解度を時々確認して，透析治療に対するアドヒアランスの向上を図る。慢性透析患者は易感染性であり，肺炎球菌ワクチンやインフルエンザワクチンを適切な時期に接種することも大切である。

日常の透析での適切な管理 → 体調や検査結果の変化の把握と早期対応 → 透析治療のアドヒアランス向上と感染予防

❗ ワンポイントアドバイス

透析患者が日常服用している多数の内服薬に，体調不良の原因が潜んでいることがある。食事摂取状況が不良の時にも確実に服用していたリン吸着薬が，悪心・嘔吐の原因であったり，二次性副甲状腺機能亢進症に対する薬剤による低カルシウム血症がけいれん発作を起こしたりすることがある。薬剤処方は必要最小限にとどめ，状態によっては適切に減薬や休薬を考慮する。

第2章　その他の主要疾患の病態と臨床診断・治療の概論

☑ 関連する特定行為区分
<hr>

- ☐　透析管理関連
- ☐　栄養及び水分管理に係る薬剤投与関連

☑ 特定行為に係る看護師のためのチェックポイント
<hr>

- ☐　腎不全・透析に直接関連している病態かどうかの見極め
- ☐　緊急透析が必要かどうかの判断
- ☐　透析施行中の状態確認と異常時の速やかな対応

文献
1）　日本透析医学会．維持血液透析ガイドライン：血液透析処方．透析会誌．2013; 46: 587-632.

用語解説

■ドライウェイト（DW）
過剰な体液貯留がなく，透析での除水にて急激な血圧低下がみられない，バランスのとれた体重のこと。血圧，浮腫，心機能，胸部レントゲンでの心胸郭比（CTR）などを総合的に判断して求められる。
■シャントスリル
動静脈吻合で生じる血液乱流によって起こる，指先などで感じられる振動のこと。吻合部が最強となるのが適切であり，狭窄部位での異常スリルに気を付ける。

特定行為に係る看護師の目

特定看護師により，適切なタイミングで脱水の評価，輸液の選択など，栄養及び水分管理に係る薬剤投与関連，動脈血ガス分析などを実践することで，効率化が図れると考えられます。また慢性期における腎障害患者の生活指導をはじめ，地域を含めた多職種との連携を図ることで，急性増悪の予防に努める必要があります。

---

⑤ 内分泌・代謝（糖尿病以外）

> **症例1**　21歳，男性。前日の夕食は友人達と過食した。午前4時頃排尿に起きたが，四肢の脱力が強く，家族の肩をかりてトイレまで行った。その後筋力低下が進行し，寝返りも困難となったため救急搬送された。救急外来では，四肢の脱力は著明だが感覚，脳神経は異常なく，血液検査にて血清K 2.2，TSH＜0.1，free T4 6.2と著明な低カリウム血症，甲状腺機能亢進症を認めた。

病態生理：甲状腺のホルモン異常は，甲状腺ホルモンが過剰になる甲状腺中毒症と不足する低

⑤ 内分泌・代謝（糖尿病以外）

下症に分類される。そのうち甲状腺中毒症は，甲状腺ホルモンの合成が過剰になる甲状腺機能亢進症と甲状腺が各種の原因で壊されて甲状腺ホルモンが血液中に流出する破壊性甲状腺炎に分けられる。前者の場合は抗甲状腺薬の投与が中心となる治療が行われるが，後者の場合は一過性の甲状腺ホルモン過剰の状態であることから抗甲状腺薬の投与は行われず，抗炎症のための薬剤投与が行われる。

甲状腺ホルモンが過剰な状態，不足している状態で異なった各種の臨床症状を起こしてくる。その詳細については成書を参考にされたい。その中で今回取り上げた症例は，若年男性に発症した甲状腺機能亢進症に伴う低カリウム血性周期性四肢麻痺であり，稀な疾患ではあるが甲状腺機能亢進症の症状管理と低カリウム血症の管理が必要となってくる病態であるためこの項目でとりあげた。

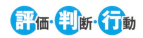

急性期における病状判断と想定される対応

評価：低カリウム血症について，危険となるのは心臓に対する症状である。心電図上でのT波の平坦化，U波の出現を認めることがあり，刺激伝導系の障害から致死的不整脈が発生する可能性がある。そのため心電図モニターの上，持続点滴によるカリウムの補正が必要になる。

また甲状腺中毒症の増悪時には，感染や手術などの種々の要因から起こる甲状腺クリーゼには常に注意が必要である。意識障害などの中枢神経症状，発熱，頻脈，心不全などの症状がないか検討する必要がある。

判断：バイタルサインとしては低カリウム血症による不整脈の有無，甲状腺クリーゼを念頭においた意識障害，発熱，頻脈などのチェックを行う必要がある。

行動：心電図モニターの上，血清カリウム値をチェックしながら持続点滴によりカリウムの補正を行う。甲状腺クリーゼの場合は，全身状態の管理とともに早期より抗甲状腺薬の投与を行う。

この症例の場合は，甲状腺クリーゼを疑うような中枢神経症状や発熱などはなく，早急に甲状腺の治療を行う必要はないと考えられた。心電図上低カリウム血症に特徴的な陰性T波，U波を認めたが，不整脈の出現はなかったため，心電図モニターの上持続点滴を行い徐々にカリウム値の補正を行った。3時間後にはカリウム値は正常化し筋力も回復した。

低カリウム血症の危険度の評価 → バイタルサイン，心電図，血液検査で評価 → 心電図モニターの上カリウムの補正

第2章　その他の主要疾患の病態と臨床診断・治療の概論

回復期における病状判断と想定される対応

評価：甲状腺中毒性低カリウム性周期性四肢麻痺の場合は，カリウムの補正により急速に筋力は回復する。それ以外の比較的経過の長い低カリウム血症による筋力低下は，横紋筋融解や筋力低下が遷延する場合もある。

抗甲状腺薬は効果を現すのに投薬開始後1，2週程度の期間が必要となる。また周期性四肢麻痺の場合は，抗甲状腺薬を開始して間もない安定していない時期に脱力発作が頻発する可能性があり注意が必要である。

判断：回復期には，症状の再燃はないか，筋力の回復の状態の把握，カリウム値などの状態をチェックしながら経過観察を行う。

行動：バイタルサインによる症状の再燃の有無の検討，抗甲状腺薬開始早期の副作用の有無の確認を行い，再燃の兆候がある場合は医師に連絡する。

この症例の場合は，バセドウ病の診断が確定後に抗甲状腺薬（チアマゾール）の投与を開始した。開始後2週間で数回の脱力，低カリウム血症の再燃を認めたが入院中であり，早期に治療を開始することで改善した。

抗甲状腺薬の効果，副作用，筋力の評価	→	バイタルサイン，血液検査で経過観察	→	再燃や薬剤の副作用が疑われる場合は医師に連絡

慢性期（予防も含めた）における病状判断と想定される対応

評価：慢性期には，抗甲状腺薬の副作用（無顆粒球症，肝機能障害など）に注意するとともに，原因となる過食をしないように指導することも必要である。甲状腺中毒症の治療中は抗甲状腺薬の中断により増悪，再燃する場合があり，適切に服薬を続けてもらうように指導することが必要となる。

判断：動悸，振戦，多汗などの自覚症状，頻脈，振戦などの他覚症状から甲状腺中毒症の再燃がないか判断する。

行動：過食しないように指導，内服薬の服用を励行するように指導し，再燃していないか自覚，他覚症状を検討する。

この症例の場合は，チアマゾール開始3ヵ月まで2週毎の採血を行い顆粒球数，肝機能のチェックを行うとともにチアマゾールの投与量の調整を行った。薬剤の副作用はなく，以後脱力発作も起こっていない。

抗甲状腺薬の効果，副作用，日常生活の評価	→	バイタルサイン，血液検査で経過観察	→	再燃や薬剤の副作用が疑われる場合は医師に連絡

⑤ 内分泌・代謝（糖尿病以外）

❗ ワンポイントアドバイス

　甲状腺機能亢進症の症状として細かい振戦は有用な身体所見である。特に日常診療で振戦を観察する時は，両手を前に進展させて，指を広げるように指示すると誘発されやすいと筆者は感じている。

✅ 関連する特定行為区分

☐　循環動態に係る薬剤投与関連　　　☐　動脈血ガス分折関連

✅ 特定行為に係る看護師のためのチェックポイント

☐　バイタルサインで頻脈をみた時は甲状腺も検討
☐　低カリウム血症に特異的な心電図変化を確認
☐　抗甲状腺薬の副作用について確認

用語解説

■甲状腺クリーゼ
甲状腺中毒症の患者に感染や抗甲状腺薬の不規則な服用や中断などの誘因が加わり発症する。意識障害などの中枢神経症状，発熱，頻脈，心不全症状，消化器症状などを伴う。早急に治療しないと致死的になる場合がある。
■抗甲状腺薬による無顆粒球症
抗甲状腺薬の内服患者の約0.5％に起こり，投与開始後３ヵ月以内に起こることがほとんどである。顆粒球数はほぼ０あるいは500/μL以下になる。発熱，咽頭痛などの症状により発症するので注意が必要である。

特定行為に係る看護師の目

用語解説にも述べられているように，甲状腺クリーゼによる症状は様々であり見逃すと致死的となる場合があります。患者の主訴は様々であるため，そのため緊急性が高い疾患，頻度の高い疾患，見逃してはならない疾患を踏まえ臨床推論を実践する必要があります。

第2章

⑥ 免疫・膠原病系

アナフィラキシー

> **症例1**
> 46歳，女性。主訴：呼吸苦。特に既往なく，定期通院もない。うどん店で昼食を摂取，午後ジョギング開始30分後に胸腹部のかゆみを自覚し始めた。その後，呼吸が苦しくなり，クリニックを臨時受診した。
> 診察時，意識清明，血圧86/46mmHg，脈拍124回/分，整，呼吸数26回/分，努力様。全肺野でwheeze，頸部でstridorが聴取された。
> 治療後の問診では，数ヵ月前にも食後のジョギング中に，軽い呼吸苦を自覚したことがあったことが判明。

病態生理：異物を排除しようとする生体防御反応である免疫には，自然免疫と獲得免疫がある。自然免疫系の異常で，炎症反応が起こり臓器障害に至るものに自己炎症性疾患があり，主に獲得免疫の異常により引き起こされるものに自己免疫疾患がある。

免疫反応が正常な組織を傷害するほど過度な反応をきたすことをアレルギーといい，免疫機構により4つの型に分けられる。このなかで，I型アレルギーは早ければ曝露後間もなくして発症する。複数臓器，全身性にアレルギー症状が出て，生命に危機を与えうる過敏反応をアナフィラキシーといい，血圧低下や意識障害を伴うとアナフィラキシーショックとなり緊急の対処が望まれる。

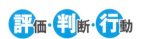

急性期における病状判断と想定される対応

評価：I型アレルギーの即時型過敏の場合，特に迅速かつ適切な判断が求められる。バイタルに関わる呼吸・循環系の評価・対応，疾患の重篤な合併症の早期発見を急性期の目標としたい。

アナフィラキシーでは，
- 皮疹・粘膜（全身の蕁麻疹，瘙痒感，血管浮腫，充血，流涙，口腔内腫脹感）
- 呼吸器系（呼吸苦，咽喉頭違和感，発声障害，嗄声，鼻瘙痒感，鼻汁・鼻閉，くしゃみ，咳嗽，喘鳴）
- 消化器系（腹痛，嘔気・嘔吐，下痢）
- 循環器系（動悸，頻脈，血圧低下，失神）

⑥ 免疫・膠原病系

・神経系（浮動性めまい，不穏，不安，トンネル状視野）

などが起きる。毛細血管拡張が強いと血圧低下をきたしてショックになる。分単位で増悪することは一般的であり，処置の内容・有無を問わず，経時的な評価が望まれる（表2-14）。意識状態に加え，呼吸器（特に上気道），血圧などの評価を速やかに行う。

判断：緊急性の判断という観点では，呼吸・循環を中心として評価・判断を行う。バイタルサインでは，呼吸回数・呼吸様式の評価が抜けがちになる。努力性呼吸の有無（胸鎖乳突筋や肋間筋などの呼吸補助筋の使用や呼吸様式の評価），呼吸回数の迅速な測定ができるようになりたい（経皮的酸素飽和度が安定値でも呼吸回数の増加があれば，呼吸状態は異常）。呼吸音は，肺野のwheeze，cracklesだけでなく中枢側のstridorも聴取できるようになりたい。Stridorは吸気時に上気道で聴かれる狭窄音で上気道の閉塞を示唆する。肺野の聴診では葉を意識する。背部の聴診をしないと下葉の評価がほぼできていないことになる。

バイタルサインからの救急治療の必要性の判断と，原疾患の治療経過や新規発症の症状

■臨床所見による重症度分類

		グレード1 （軽症）	グレード2 （中等症）	グレード3 （重症）
皮膚・粘膜症状	紅斑・蕁麻疹・膨疹	部分的	全身性	←
	瘙痒	軽い瘙痒（自制内）	強い瘙痒（自制外）	←
	口唇，眼瞼腫脹	部分的	顔全体の腫れ	←
消化器症状	口腔内，咽頭違和感	口，のどのかゆみ，違和感	咽頭痛	←
	腹痛	弱い腹痛	強い腹痛（自制内）	持続する強い腹痛（自制外）
	嘔吐・下痢	嘔気，単回の嘔吐・下痢	複数回の嘔吐・下痢	繰り返す嘔吐・便失禁
呼吸器症状	咳嗽，鼻汁，鼻閉，くしゃみ	間欠的な咳嗽，鼻汁，鼻閉，くしゃみ	断続的な咳嗽	持続する強い咳き込み，犬吠様咳嗽
	喘鳴，呼吸困難	―	聴診上の喘鳴，軽い息苦しさ	明らかな喘鳴，呼吸困難，チアノーゼ，呼吸停止，SpO$_2$≦92%，締めつけられる感覚，嗄声，嚥下困難
循環器症状	脈拍，血圧	―	頻脈（＋15回/分），血圧軽度低下，蒼白	不整脈，血圧低下，重度徐脈，心停止
神経症状	意識状態	元気がない	眠気，軽度頭痛，恐怖感	ぐったり，不穏，失禁，意識消失

血圧低下：1歳未満＜70mmHg，1～10歳＜[70mmHg＋（2×年齢）]，11歳～成人＜90mmHg
血圧軽度低下：1歳未満＜80mmHg，1～10歳＜[80mmHg＋（2×年齢）]，11歳～成人＜100mmHg

（柳田紀之ほか：日本小児アレルギー学会誌 2014; 28: 201-10 より引用）

表2-14 アナフィラキシーのグレード分類（アナフィラキシーガイドラインより）

（アナフィラキシーガイドライン，東京，一般社団法人日本アレルギー学会 2014，12 より引用）

第2章　その他の主要疾患の病態と臨床診断・治療の概論

から緊急性を判断したい。後者においては，急性の呼吸苦，筋・神経障害による急性の脱力・麻痺は緊急対応を要する。

行動：意識状態に加え，呼吸・循環動態の評価を行い，必要に応じて酸素投与，点滴を行う。呼吸状態，アシドーシスなど，状態の重症度の評価には動脈血液ガスが有効である。在宅などで身近にエピペンがあり患者による自己注射が困難な状態であれば，アナフィラキシーショックを疑う場面ではまずはエピペンの筋肉注射を行う。エピペンはアドレナリン自己注射薬で，基本は患者やその家族が注射するものだが，患者自身が自己注射できない場合は，救急救命士，保育士なども注射を代行できる。末梢血管の拡張による血圧低下が見込まれるため，医師に速やかに連絡をとり，点滴ルートを確保し細胞外液を点滴するなど，循環血液量の確保と血圧の維持に努める。超急性期が落ち着いたら，服薬内容，アレルゲン，既往歴・原疾患などの病歴を集める。アナフィラキシーでは発症24時間以内に二相性の反応がみられることがあり，エピペンで症状が改善しても，通院しない判断にはつながらない。

| 意識状態・呼吸・循環動態の評価，基礎疾患や投与中の薬剤の副作用に関連した全身評価，緊急時には評価の継続 | ➡ | バイタルサイン，症状の経過から緊急性の判断 | ➡ | 気道確保，酸素投与，点滴確保を行い，基礎疾患・背景を踏まえ，検査の閾値を設定する，血液ガスを全身状態の評価に活用する |

回復期における病状判断と想定される対応

評価：急性期の治療を脱し，身体機能の回復をはかる時期では，治療の継続性，急性期治療による本人・家族の生活への支障の評価と援助ができるようになり，慢性期へとつなげることを目標としたい。

アレルゲンの同定と曝露からの回避状況を把握したい。また本来通院が必要な状態ながら，急性期を脱した後に通院を自己中断することがままあり，投薬内容と通院状況も把握したい。

アレルギー領域では症例1のような食物依存性運動誘発アナフィラキシーや，口腔アレルギー症候群が昨今課題となっている。食物依存性運動誘発アナフィラキシーは，食物摂取単独あるいは運動負荷単独での症状は認められず，ある特定の食物摂取後の運動負荷によってアナフィラキシーが誘発される疾患である。運動は軽くても起き，食後2時間以内の発症が多い。原因食物は小麦製品，甲殻類が多い。口腔アレルギー症候群は，花粉アレルギーの患者が果物，野菜，ナッツ類の摂取をした途端，口や喉の痒みを訴える疾患である。バナナ・栗・キウイなどのフルーツアレルギーの中には，ラテックスの成分と交叉耐性を起こすことがある（ラテックス・フルーツ症候群）。いずれも診断にあたってはまずは発症状況の詳細な問診が重要である。

84

⑥ 免疫・膠原病系

判断：アレルゲン曝露時の症状の評価を行う。症状のコントロールの状況，アレルゲンへの対応方法への知識などから継続的な治療の必要性の有無を判断し，通院できていない場合は，患者側の通院しない理由・背景を探る。症状発症時の具体的な対応法を確認する。

行動：急性期に医療機関を受診できていない場合は，医師の診察を仰ぐよう指導する。急性発症や慢性期の継続加療に向けて，アレルゲンを回避すること，増悪時の対処法として，本人の病識だけでなく，家族・会社などへの疾患の理解に努め，必要に応じ，医師だけでなく医療ソーシャルワーカーへとつなげる。

本人のADL低下や，家庭内の経済的状況の変化により，家族内の関係性，周囲からのサポート状況がどう変化するかをつかみ，経済的問題，職場復帰などの社会資源の情報が必要な場合は，医療ソーシャルワーカーへとつなげる。

| 急性期治療後の本人の身体機能，家族機能の評価，危険回避への対応の確認 | → | フォローアップ項目の抽出，慢性期に向けた生活機能の評価と機能維持に必要な項目の判断 | → | 医療の受療状態，社会背景を踏まえた治療状況の把握と，医師，医療ソーシャルワーカー，リハビリテーションへの連携 |

慢性期（予防も含めた）における病状判断と想定される対応

評価：疾患・障害を抱えた患者が，外来通院・在宅医療，地域社会で生活していく点に焦点をあてながら，予防と健康増進に努める。障害を抱えた患者・家族が長期疾患とつきあっていくなかで生まれる思い・価値観を拾いあげ，医療者間で共有していきたい。

平時のアレルゲンへの曝露状況と，曝露による反応の出現する程度の把握をする。抗アレルギー剤の多くが，眠気の副作用をきたす。日常生活や仕事への支障，自動車運転の回避などについての状況を把握する。食物アレルギーについてのアレルゲン回避，旅行・出張などの特殊な場面での対処などにも配慮する（例：海外渡航時の飛行機内での食事摂取やアレルギー発作時の対応についてなど）。アレルギー反応を起こし始める予感・予兆などをつぶさに拾い上げられるよう，自身の容態の変化に眼を向けられるようになるとよい。

判断：日常生活の状況の評価と罹患前（喫緊の急性期増悪前）の状況との変化を評価する。患者側から医療者へのアラートのタイミング設定と，医療者のみるフォローのパラメーターを設定する。患者側から医療者へのアラートのタイミングは，医師と医療スタッフ，患者・家族で共有する。医療者のみるフォローのパラメーターは，疾患から社会的資源までフォーカスを複数設定し，具体的な記載で変化を把握しやすくする。定量可能なものは数値での記録や具体的な記載が望ましい。アナフィラキシーに関しては表2-14を参照したい。

行動：日常生活を安定して送るうえでのアレルゲンの回避と対処法（生活指導）についてプラ

85

第2章　その他の主要疾患の病態と臨床診断・治療の概論

ンをたてる。食物依存性運動誘発アナフィラキシーでは，運動中に皮膚の違和感，蕁麻疹などの違和感が出現した場合は，運動を止めて安静を保ち，原因食物の摂取後2〜4時間程度は運動を避けるよう伝える。疾患の増強因子となる，疲労・月経・睡眠不足のほか，NSAIDs・アスピリン，サリチル酸，香辛料，気候，日光への配慮を促し，特に感冒薬，解熱鎮痛薬内服時の運動を控えるよう指導する。これら回避的な行動に加え，アナフィラキシーに罹患歴のある者には，アドレナリン自己注射薬の情報提供を行うとよい。アドレナリン自己注射薬の対象が学生である場合，学校での薬剤の保管，誰がいつ注射を打つか，などへの話し合いをもつことを主治医，学校側へ相談するよう患者・家族に伝える。食物アレルギーについては，スペースの都合上，ガイドラインなどを参考にされたい。

疾患による機能低下と，生活を送るうえでの周囲との関わりを具体的に評価	→	日常生活における患者からのアラートのタイミング，医療者のフォローアップ内容の設定	→	具体的な生活指導，心理・社会的ケアへむけた医療チームとしての情報共有

関節リウマチ／骨粗鬆症（と骨折）

症例 2

84歳，女性。主訴：呼吸苦。長年，関節リウマチ，高血圧にて他院通院加療していたが，加齢とともに移動能力が低下し，3ヵ月前よりクリニックで訪問診療を開始，定期訪問診療をしていた。本日，息苦しさの訴えで臨時往診の依頼があった。主治医は外来診察中のため，あなたが先に訪問し，診察を始めた。

1週間前からの乾性咳嗽あり。鼻汁・咽頭痛はなし。以前の肺炎時の抗生剤の残薬を自己判断で内服したが治らず，トイレまでの移動にも息苦しさを自覚するようになっていた。

診察時，意識清明，血圧 126/84mmHg，脈拍 98回／分，整，呼吸数 20回／分，努力様，$SpO_2$93％（室内気）。胸部背側の下方で広範囲に fine crackles を聴取。

症例 3

80歳，女性。主訴：左下肢の麻痺。転倒による橈骨遠位端骨折歴がある。関節リウマチに対して，他院整形外科からステロイドを処方され内服中。

クリニックでは高血圧，脂質異常症に定期通院しているが，本人と娘の2人暮らしのため，本人1人で通院が難しい時には臨時往診があった。

ある朝，左下肢を動かしていないため「脳梗塞になった」と娘からクリニックに連絡。外来診察中のため，あなたがまず診察に向かった。娘からの追加病歴では，1週間前からこたつの中に入り浸り，歩行しなくなった，トイレにも這って行き，こたつの中で眠る生活になった。

⑥ 免疫・膠原病系

> 診察時，意識清明，受け答え可能。血圧 168/114mmHg，脈拍 94回/分，整，呼吸数 20回/分，労作時に努力様。左上肢，右上下肢の麻痺なし。左下肢の他動時に苦悶様表情，腰部・臀部・左大腿部の圧痛著明，皮膚には皮下出血と臀部には褥瘡あり。脳梗塞と判断し医師に報告，速やかに救急搬送されたが，頭部MRIで脳梗塞は指摘されなかった。レントゲンで左大腿骨頸部骨折が判明，疼痛で下肢を動かさない状況にあったことがわかった。

病態生理：膠原病は，自己炎症性疾患の色合いが強い疾患では，採血の自己抗体も陰性になりやすく，診断がつかずに不明熱の原因となりやすい。自己免疫疾患では，特定の臓器・部位のみに障害が起きる場合もあれば，全身性の症状をきたす場合もある。膠原病の主な障害部位は，皮膚粘膜，関節（関節痛，関節腫脹，朝のこわばり），筋肉（筋肉痛，筋力低下）になるが，呼吸苦・血痰・腹痛・下血・血尿・痺れ・麻痺などの特徴的な臓器障害による症状が診断・治療の緊急性の有無の判断につながることがある。

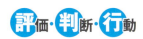

急性期における病状判断と想定される対応

評価：膠原病の急激な悪化の場合，特に迅速かつ適切な判断が求められる。バイタルに関わる呼吸・循環系の評価・対応，疾患の重篤な合併症の早期発見を急性期の目標としたい。膠原病患者はステロイド，免疫抑制剤など重篤な副作用を起こしうる薬剤を長期服薬することが多い。患者の全身評価時は，疾患由来だけでなく，薬剤の副作用も念頭にした「意識的な」問診・身体診察が重要になる［表2-15，表2-16，表2-17（各疾患・所見の詳細は専門書を参考）］。皮膚筋炎の呼吸器症状，関節リウマチの治療薬による呼吸器症状（症例2）など，皮膚・筋肉・関節以外にも評価を行い，膠原病（の増悪）を疑う意識をもてるようになりたい。

判断：緊急性の判断という観点では，呼吸・循環を中心として評価・判断を行う点は，アナフィラキシーの項に共通する。

特に膠原病では表2-15，表2-16，表2-17を意識して診察する。症例2のように，呼吸状態について，メトトレキサートや免疫抑制剤という関節リウマチで用いる薬剤の副作用，副腎皮質ステロイドの長期使用による易感染状態などを想定すると，呼吸苦の評価には慎重を要する。なおステロイド投与中では発熱などがマスクされ，数値だけでは重症度を正確に測定できないことがあることに注意されたい。

バイタルサインからの救急治療の必要性の判断と，原疾患の治療経過や新規発症の症状から緊急性を判断したい。後者においては，急性の呼吸苦，筋・神経障害による急性の脱力・麻痺は緊急対応を要する。

第2章　その他の主要疾患の病態と臨床診断・治療の概論

症状	所見
関節リウマチ	朝のこわばり，関節炎（滑膜炎），労作時息切れ（間質性肺炎），強膜炎
成人Still病	発熱，咽頭痛，関節炎，皮疹
リウマチ性多発筋痛症	朝のこわばり，頸・肩・腰部の筋肉痛（関節周囲），全身倦怠感
全身性エリテマトーデス	発熱・倦怠感，関節痛／関節炎，皮膚・粘膜症状，労作時息切れ（間質性肺炎）
シェーグレン症候群	眼球・口腔内・皮膚の乾燥症状，内臓の浸潤病変（腎・肺・甲状腺），労作時息切れ（間質性肺炎），筋力低下，感覚障害
全身性強皮症	皮膚・粘膜症状，朝のこわばり感，舌小帯の短縮による構音障害，嚥下時のつかえ感，消化管蠕動運動低下による膨満感，労作時息切れ（間質性肺炎）
多発性筋炎	筋力低下（近位筋優意），労作時息切れ（間質性肺炎）
皮膚筋炎	筋力低下（近位筋優位），労作時息切れ（間質性肺炎），皮膚症状
血管炎	発熱の持続，血管痛・腫脹，顎跛行，盛り上がりのある紫斑，痺れ・痛み，皮膚症状
ベーチェット病	口腔内の再発性有痛性潰瘍，外陰部潰瘍，眼症状，皮膚症状

表2-15　膠原病における主な症状・所見（皮膚症状は表2-16参照）

症状	疾患
蝶形紅斑	全身性エリテマトーデス
ヘリオトロープ疹	皮膚筋炎
環状紅斑	シェーグレン症候群
口腔内潰瘍	全身性エリテマトーデス，ベーチェット病
脱毛	全身性エリテマトーデス，皮膚筋炎
サーモンピンク疹	成人Still病
ショール徴候	皮膚筋炎
凍瘡様紅斑，指腹部紅斑	全身性エリテマトーデス，シェーグレン症候群
ゴットロン徴候	皮膚筋炎
手指のソーセージ様腫脹	混合性結合組織病
浮腫状硬化，色素沈着	全身性強皮症
手指先端の陥凹性瘢痕	全身性強皮症，混合性結合組織病
爪周囲出血点	皮膚筋炎，全身性強皮症，混合性結合組織病，シェーグレン症候群
レイノー現象	全身性強皮症，混合性結合組織病
紫斑	血管炎，全身性エリテマトーデス，シェーグレン症候群
網状皮斑	血管炎，抗リン脂質抗体症候群
結節性紅斑	ベーチェット病
リウマトイド結節	関節リウマチ

表2-16　重要な皮膚病変と疾患の関連性

薬剤名	副作用
メトトレキサート	口内炎，肝機能障害，嘔気，間質性肺炎，骨髄抑制，血液疾患
サラゾスルファピリジン	皮疹（粘膜傷害），悪心嘔吐，肝機能障害，無顆粒球症
ブシラミン	皮疹／瘙痒感，口内炎／口腔内異常感，蛋白尿，血球減少，肝機能障害，黄色爪
金チオリンゴ酸ナトリウム	皮膚症状，口内炎，出血傾向，視力障害，蛋白尿，間質性肺炎
ミゾリビン	消化器症状，血球減少，発疹，骨髄抑制
タクロリムス	腎機能障害，消化器症状，耐糖能異常，肝機能障害，高血圧，振戦
レフルノミド	肝機能障害，下痢，脱毛，尿検査異常，骨髄抑制，皮疹，間質性肺炎

表2-17　主な抗リウマチ薬の副作用

⑥ 免疫・膠原病系

行動：意識状態に加え，呼吸・循環動態の評価を行い，必要に応じて酸素投与，点滴を行う。
呼吸状態，アシドーシスなど，状態の重症度の評価には動脈血液ガスが有効である。
バイタルサインの評価，普段との症状の変化を把握する。筆者自身は免疫抑制状態にある者への検査の閾値を意識的に下げ，確実なバイタルサインの変化，明らかな身体所見がなくとも症状の持続がみられたら，採血・画像などの検査を検討するようにしている。
診察者自身の身体診察能力への自信度をふまえ，検査の閾値を設定していただきたい。

| 意識状態・呼吸・循環動態の評価，基礎疾患や投与中の薬剤の副作用に関連した全身評価，緊急時には評価の継続 | ➡ | バイタルサイン，症状の経過から緊急性の判断 | ➡ | 気道確保，酸素投与，点滴確保を行い，基礎疾患・背景を踏まえ，検査の閾値を設定する，血液ガスを全身状態の評価に活用する |

回復期における病状判断と想定される対応

評価：急性期の治療を脱し，身体機能の回復をはかる時期では，治療の継続性，急性期治療による本人・家族の生活への支障の評価と援助ができるようになり，慢性期へとつなげることを目標としたい。
急性期からの回復段階では，臓器障害の程度（ベースの状態）と投薬内容／アドヒアランスを評価する。急性期治療後のADLの低下や，疾患の増悪により在宅酸素，維持透析などの新たな治療を開始することとなった場合，生活環境の評価，障害への患者の受容なども評価したい。患者の機能低下により，家族内の役割の変化や，職場復帰，経済的な問題など，医師との診察時間では表出されづらい内容にも折に触れたい。

判断：急性期治療後の臓器障害の程度（ベースの状態）と投薬内容の把握から，起こりうる経過・合併症，薬剤の副作用を評価し，経時的な評価項目（パラメーター）を具体的に示す。急性期時のバイタルサインとしての呼吸・循環動態だけでなく，筋骨格系・神経系の臓器障害による機能障害も生活の継続，機能維持には重要なマーカーである。
障害の細かな変化をつかむために経時的な診察では，細かな診察とカルテ記載が望まれる。例えば新規のfine cracklesの出現，これまで可能だった家事能力ができなくなったなどの発見，患者の細かな気づきが重要となる。治療に加えて，日常生活を送るに際して必要な機能回復に向けたリハビリテーションの内容を掌握する。

行動：急性期治療後の診察状態，身体機能を把握し，治療内容による苦痛・疼痛への配慮を行う。疼痛緩和とともに，清潔保持や循環改善のためのマッサージ，転落防止，筋力低下や関節拘縮を予防するためのリハビリテーションを加える。
本人のADL低下や，家庭内の経済的状況の変化により，家族内の関係性，周囲からのサポート状況がどう変化するかをつかみ，経済的問題，職場復帰などの社会資源の情報が必要な場合は，医療ソーシャルワーカーへとつなげる。

第2章　その他の主要疾患の病態と臨床診断・治療の概論

| 急性期治療後の本人の身体機能，家族機能の評価，危険回避への対応の確認 | → | フォローアップ項目の抽出，慢性期に向けた生活機能の評価と機能維持に必要な項目の判断 | → | 医療の受療状態，社会背景を踏まえた治療状況の把握と，医師，医療ソーシャルワーカー，リハビリテーションとの連携 |

慢性期（予防も含めた）における病状判断と想定される対応

評価：疾患・障害を抱えた患者が，外来通院・在宅医療，地域社会で生活していく点に焦点を
　　　あてながら，予防と健康増進に努める。障害を抱えた患者・家族が長期疾患とつきあっ
　　　ていくなかで生まれる思い・価値観を拾いあげ，医療者間で共有していきたい。
　　　副腎皮質ステロイドや免疫抑制作用のある薬剤の長期内服が多い。患者や家族の，疾病
　　　への理解，内服薬（自己注射薬）の服薬方法への理解・アドヒアランス，疾患の増悪に
　　　より必要となった酸素投与（人工呼吸器），人工透析への理解（処置や機器の使用方
　　　法）を確認する。生活機能の把握には，低下するADLとそこへのリハビリテーション
　　　の実態の把握に努める。医学的な入院管理が必要になるなどの緊急性・重症度の判断
　　　と，患者の機能障害による症状の重篤度（例：シェーグレン症候群における乾燥症状）
　　　は異なり，医師の診察のなかでは描出できなかった患者の苦悩を拾い上げたい。また，
　　　疾病の罹患を契機に患者本人の機能が低下し，本人の社会的役割・家族内での役割が変
　　　わることがある。家族・社会（会社）内の立場や，その変化への患者の理解・主体性の
　　　有無なども評価していく。合併症・増悪などのリスクを抱えたまま長期間罹患するた
　　　め，バーンアウトなど含め精神的なサポートの必要性についても，本人・家族それぞれ
　　　について判断していきたい。家族の介護負担による疲労感が，患者の診察から外れた場
　　　面でみられることがある。

判断：日常生活の状況の評価と罹患前（喫緊の急性期増悪前）の状況との変化を評価する。患
　　　者側から医療者へのアラートのタイミング設定と，医療者のみるフォローのパラメー
　　　ターを設定する。患者側から医療者へのアラートのタイミングは，医師と医療スタッ
　　　フ，患者・家族で共有する。医療者のみるフォローのパラメーターは，疾患から社会的
　　　資源までフォーカスを複数設定し，具体的な記載で変化を把握しやすくする。定量可能
　　　なものは数値で記録（例：関節リウマチ患者の疾患活動性評価であるDAS-28，筋力
　　　（握力），歩行可能，シェーグレン症候群における人工唾液の使用頻度）や，具体的な記
　　　載（例：コップの使用は片手では難しく両手で支えてもつ，ペットボトルの蓋を自助具
　　　（栓オープナー）なしでは開けられない，アナフィラキシーにおける表2-14参照）が望
　　　ましい。
　　　医療者側の視点には，予防と健康増進の視点を取り入れる。症例3では，ステロイド長
　　　期投与というリスクがベースにあった。ステロイドの副作用への配慮として，

⑥ 免疫・膠原病系

・加齢

・過去の骨折歴

・副腎皮質ステロイドによる治療

・股関節骨折の家族歴

・体重減少

・現時点も継続する喫煙

・過度のアルコール摂取

・関節リウマチ

・二次性骨粗鬆症（性腺機能低下症，早期閉経，慢性肝疾患，炎症性腸疾患などによる）の骨折の危険因子を基礎知識としてもち，転倒への配慮や骨粗鬆症への検査実施の有無など，積極的な把握が平時より望まれる。なお，ステロイドの副作用，疾患の長期罹患において起こりうる，うつ病のスクリーニングとしては，２質問法が簡易ながら有効である。最近２週間の，①気分の落ち込み，②興味の減退を確認し，１つでも当てはまるとうつ病の可能性は否定できない（感度96％，特異度57％）。そして１つでも当てはまる「陽性」患者には，「そのことへの助けが必要か？」も確認し，必要時はうつ病の可能性（特異度89％）ありとして，速やかに医師に情報を伝えていきたい。

行動：前記判断項目を継続的に評価する。長期的な視点で，身体機能，社会的サポート体制をフォローする。疾病罹病期間が延びると，疾患を抱える現状に徒労感を感じ，将来に不安を覚えることもある。安定期にこそ変化なしで終えるのでなく，本人・家族の反応をみながら，彼らの価値観・人生観に触れる機会をもち，医師，薬剤師，リハビリテーション，医療ソーシャルワーカーなどで価値観を共有できるとよい。患者の状況に応じ，医療者以外の患者・家族らのピアサポートが望ましいと思われたら，膠原病友の会などの患者団体の紹介も検討するとよい。

第2章

疾患による機能低下と，生活を送るうえでの周囲との関わりを具体的に評価 → 日常生活における患者からのアラートのタイミング，医療者のフォローアップ内容の設定 → 具体的な生活指導，心理・社会的ケアへむけた医療チームとしての情報共有

❗ ワンポイントアドバイス

　全身の観察を意識的に行う，ということは，臓器横断的な領域（免疫膠原病系や感染症）では非常に有用である。筆者の診療のなかでも，不明熱・倦怠感の中年女性が，整った身なりの割に総入れ歯であることから唾液量の低下を疑いシェーグレン症候群による発熱と診断したこと，急に靴を履きづらくなってきたという訴えから，急性期の血管炎に至ったことなど，多数の事例がある。フォローアップにおける臓器障害は，医療者側が患者に意識的に伝えるものである。患者の注意深い観察が疾患の増悪の早期発見につながる。

第2章　その他の主要疾患の病態と臨床診断・治療の概論

☑ 関連する特定行為

- 呼吸状態の悪い患者に対して
  - ☐ 経口用気管チューブまたは経鼻用気管チューブの位置の調整
  - ☐ 侵襲的陽圧換気の設定の変更
  - ☐ 非侵襲的陽圧換気の設定の変更
  - ☐ 人工呼吸管理がなされている者に対する鎮静薬の投与量の調整
  - ☐ 人工呼吸器からの離脱
  - ☐ 気管カニューレの交換
  - ☐ 直接動脈穿刺法による採血
  - ☐ 橈骨動脈ラインの確保
- ADL低下，皮膚病変のある患者に対して
  - ☐ 褥瘡または慢性創傷の治療における血流のない壊死組織の除去
  - ☐ 創傷に対する陰圧閉鎖療法
- 維持透析を必要とされた患者に対して
  - ☐ 急性血液浄化療法における血液透析器または血液透析濾過器の操作及び管理
- 易感染状態にある患者に対して
  - ☐ 感染徴候がある者に対する薬剤の臨時の投与
- 主にステロイド投与による糖尿病を併発した患者に対して
  - ☐ インスリンの投与量の調整

☑ 特定行為に係る看護師のためのチェックポイント

以下はすべて，本疾患の主病態ではないために，本文中には触れていません。

- ☐ 呼吸状態の評価
- ☐ 人工呼吸器，在宅酸素投与時の調整，器具管理
- ☐ 動脈血ガス分析の施行と評価
- ☐ 皮膚創傷の管理
- ☐ 透析患者の管理
- ☐ 感染徴候の評価と，免疫低下状態の患者への薬剤選択
- ☐ 糖尿病を合併しインスリン投与時の，インスリンの性質の理解と投与量調整

参考文献

- Simons FE, Ardusso LR, Bilò MB, et al; World Allergy Organization. World allergy organization guidelines for the assessment and management of anaphylaxis. World Allergy Organ J. 2011; 4: 13-37.
- 日本小児アレルギー学会 編. 食物アレルギー診療ガイドライン2016. 東京，協和企画，2016.
- 日本アレルギー学会 編. アナフィラキシーガイドライン. 東京，メディカルレビュー社，2014.
- 日本アレルギー学会 編. アレルギー総合ガイドライン2016. 東京，協和企画，2016.
- 公益財団法人日本リウマチ財団教育研修委員会，一般社団法人日本リウマチ学会生涯教育委員会 編，リウマチ病学テキスト. 東京，診断と治療社，2016.
- Kanis JA, Borgstrom F, De Laet C, et al. Assessment of fracture risk. Osteoporos Int. 2005; 16: 581-9.

⑦ 血液・リンパ系

特定行為に係る看護師の目

アナフィラキシーにより気道，循環に障害をきたし，受診する患者も存在します。第一印象から，緊急性を判断し迅速にクローズドクエスチョンで問診し，ABCDEの評価と同時に処置を実行しなければいけません。また免疫，膠原病疾患患者ではADL，IADL（手段的日常生活動作）の評価を行いながら，多職種協働で在宅での支援につなげていく必要があります。

⑦ 血液・リンパ系

鉄欠乏性貧血

> **症例 1** 67歳，男性。最近，疲れやすくなり，労作時呼吸困難をきたすようになり，また近所の人から顔が青白いといわれたため受診。血液検査でHb 8.2g/dL。この半年間で体重が7kg低下している。血液検査で，Hb 9.0g/dL。検査で便潜血陽性。大腸内視鏡で大腸癌が確認された。

病態生理：貧血は，全血液中の赤血球数の低下を意味するが，測定が容易ではないため，診断の指標として，血中ヘモグロビン（Hb）値を用い，その低下をもって貧血と判断することが多い。脱水により，見かけ上，Hb値が上昇していることもあるため注意が必要である。また，貧血の定義はWHO（World Health Organization，世界保健機関）による基準値として，成人男性Hb 13g/dL未満，成人女性・小児Hb 12g/dL未満，妊婦・幼児（6ヵ月～6歳）Hb 11g/dL未満と定義されている。一方，高齢になると，骨髄での造血能低下などにより，生理的にHb値は低下する。

貧血は，症候学であり，様々な原因によって生じうる。貧血は，赤血球の産生低下と赤血球の喪失亢進，またはその両方によって生じる。赤血球の産生低下には，鉄欠乏性貧血や，サラセミアなどのヘモグロビン合成障害，腎疾患によるエリスロポエチン低下（腎性貧血），DNAの合成障害（巨赤芽球性貧血），造血幹細胞の減少（再生不良性貧血）などがある。また，赤血球の喪失亢進としては，赤血球の破壊亢進や出血（過多月経，出血など）がある。スポーツ貧血は，大量の発汗による鉄欠乏性貧血と足底の衝撃により赤血球が破壊されることで起こる溶血性貧血の両方によって生じる（図2-3）。

第2章 その他の主要疾患の病態と臨床診断・治療の概論

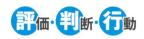

赤血球の 産生低下	赤血球の 喪失亢進	両方
鉄欠乏性貧血 ヘモグロビン合成障害（サラセミアなど） 腎疾患によるエリスロポエチン低下（腎性貧血） DNAの合成障害（巨赤芽球性貧血など） 造血幹細胞の減少（再生不良性貧血）など	過多月経 出血など	スポーツ貧血

図2-3　貧血の原因

評価・判断・行動

急性期における病状判断と想定される対応

評価：バイタルチェック，現在の症状（吐血，タール便，血便の有無），身体診察（眼瞼結膜の貧血の有無，手掌の皺の蒼白の有無），バイタル測定，血液検査を行う。急性の出血のみでHb値が低下することはなく，例えばその後の赤血球産生が追い付かないことにより，Hb値が低下する。よって，鉄欠乏性貧血は徐々に進行することが多いが，繰り返す上部消化管出血などでは，過去の出血により来院時にHb値が低下していることもある。

判断：出血の程度を判断。出血が続いていることを示す所見の有無についても判断。

行動：これまで急性の出血に対しては，循環血液量を保つために出血量の3～4倍の輸液（生理食塩水など）が推奨されてきたが（細胞外液の1/4が血液量に相当するため），大量輸液による凝固障害や，全身への炎症性サイトカインの拡散によって，むしろ有害であることが明らかとなってきた。止血が最優先。バイタル管理や，輸血のタイミングについては医師と相談。

病歴聴取，診察を行う → 出血（貧血）の程度，出血が続いていることを示す所見がないか判断 → 点滴，輸血

回復期における病状判断と想定される対応

評価：血液検査でCBC（全血球算定），血清鉄，フェリチン値などを調べる。

判断：多くは，鉄剤の補充で貧血を改善することが目標となる。前述の通り，Hbの目標値は患者の状態によって変化するため，目標値は文献を参照のこと。

行動：血液データで，Hb値の上昇のみならず，貧血の原因疾患についても対応することが大切である。消化管出血の場合は，上部ならタール便の有無，下部なら便潜血の有無が手

⑦ 血液・リンパ系

がかりになるが，少量出血の場合はわかりにくい場合も多いので，血液検査などと併せて判断することが大切である。

血液検査 → 病態，患者にあわせた目標値と照らし合わせる → 貧血の状態にとどまらず，貧血の原因についても対応する

慢性期（予防も含めた）における病状判断と想定される対応

評価：顔色，疲労感，タール便／便潜血などを聴取。眼瞼結膜の貧血など。

判断：話は鉄欠乏性貧血から逸れるが，慢性疾患の貧血については Hb 11-12g/dL に管理することがよいといわれており，管理目標値は疾患毎，患者の状態毎に変わるため，詳細は文献参照のこと。

行動：症状の悪化がないか注意して経過を追う。

❗ ワンポイントアドバイス

　鉄欠乏性貧血は徐々に進行することが多いので，症状に慣れることもあり，積極的に病歴を聴取することが大切である。具体的には，タール便や便潜血の有無に加えて，疲労感，体重減少など。

　眼瞼結膜の貧血所見は，特異度は高いが感度が低いため，貧血を診断するために検査が必要かどうかの判断にはあまり使えない。

　疲労感であれば，循環器疾患，呼吸器疾患，甲状腺疾患なども鑑別に挙がり（厳密には，疲労感を呈する疾患は多岐にわたるため，他に症状がない場合以外は，疲労感を手がかりに鑑別することは稀），体重減少についても，高齢者の1/3程度に起きるとの報告もある。貧血に特異的な問診／身体所見は少なく，疑った場合は血液検査を行い，評価することが大切である。

　氷を好んで食べる異食症については，問診で聞く価値がある。

用語解説

■体重減少
食事量低下や運動量増加など明らかな理由がないにも関わらず，半年から1年程度で，体重が5％以上の体重減少を認めた場合，病的意義があると判断する。例：体重60kgの場合，半年から1年で，体重が3kg低下。

第2章　その他の主要疾患の病態と臨床診断・治療の概論

リンパ腫

症例2　25歳，女性。右頸部リンパ節腫大（直径2cm），39度を超える高熱，体重減少を主訴に受診。リンパ節生検を行ったところ，リンパ腫と診断された。

病態生理：リンパ腫は血液のがんであるが，確定診断後は治療を含め専門施設で行われることが多く，診断がついてから，治療に至り，病状が安定するまでの説明は他に譲る。本項では特にリンパ節腫大を主訴に受診した患者が，診断がつくまでどのような医療的介入がなされるかを，リンパ節腫大をテーマに論じることとする。

　リンパ節腫大は，感染症，自己免疫疾患，悪性腫瘍など，様々な疾患でみられる。それらの大部分は反応性に腫大したものであるが，悪性腫瘍（転移，リンパ腫）や結核といった重篤な疾患と関連していることがあり，これらの重篤な疾患の頻度は低いが，常に念頭に置いておくことが大切である。また，例えば鼠径リンパ節は2群（水平群と縦走群）に分けて分類し，水平群であれば腹腔内の疾患を，縦走群であれば下肢の疾患を考えるなど，解剖学的知識をもとに考察を進めていくことが有効である。さらに，「Tissue is the issue」の言葉が示すとおり，リンパ節腫大に対しても，最終診断は病理所見に委ねられることも忘れてはならない。

評価・判断・行動

▶ 急性期における病状判断と想定される対応

評価：リンパ節腫大以外の所見を調べる。例えば，25歳女性であれば，伝染性単核球症，菊池病なども鑑別に挙がるため，伝染性単核球症を疑うのであれば，問診では咽頭痛，咳嗽，鼻汁といった上気道症状の有無や唾液感染の可能性について，身体所見では，扁桃の白苔や肝脾腫大の有無が重要になる。

判断：必ずしもすべてのリンパ節腫大に生検が必要なわけではないため，その適応を判断する。判断基準は生検を行った場合，その結果によって，その後の方針が変化するかしないかである。

行動：必要に応じて，リンパ節生検を行い，専門医に紹介する。

> リンパ節腫大以外の所見を調べる　➡　リンパ節生検の適応を判断する　➡　生検結果をみて，適宜専門医に紹介

▶ 回復期における病状判断と想定される対応

評価：しばしば，リンパ節腫大は反応性であるため，経過観察は有効な手段である。その中で回復傾向を示すことがあり，その際のポイントについて述べる。侵襲性を考え，生検の

⑦ 血液・リンパ系

適応を考える前に，血液検査などの検査で疾患を絞り込むことが大切である。例えば，伝染性単核球症であれば，肝酵素の上昇，異型リンパ球の増加，抗体の確認などがこれにあたる。

判断：症状が回復傾向にある場合は，このまま経過観察でよいかの判断につながる評価が必要である。また悪化している場合は，検査や治療が必要であるかの判断につながる評価が必要である。他の症状と連動しているか（別の症状とリンパ節腫大との改善／悪化が，概ね一致しているか）は重要な視点である。疼痛などの症状が重篤である場合は，鎮痛薬の投与を考慮する。

行動：診断がついていない場合は，ロキソプロフェンのようなNSAIDよりは，アセトアミノフェンが望ましい。これは，NSAIDは消炎作用があり，NSAIDの投与が，症状を軽減させ，診断の遅れや不適切な治療につながる可能性があるからである。

血液検査評価 → これまでのアセスメントでよいか判断 → 必要に応じて検査追加 症状に応じて対症療法を行う

❗ ワンポイントアドバイス

リンパ節腫大は，とにかく全身診察が大切である。

全身のリンパ節を評価するには，頸部，鎖骨上窩，腋下，滑車上，鼠径リンパ節はルーチンで行うことが望ましい。

鼠径リンパ節は直径1.5cm以上で有意，滑車上リンパ節腫大は直径0.5cmで有意，それ以外のリンパ節は1cm以上で腫大と考える。

筆者は急性上気道炎に対する頸部リンパ節腫脹など原因が明らかなものを除き，体重減少や盗汗もセットで問診するようにしている。

反応性に腫大している場合は，形状が楕円形をしていることが多い。

喫煙は白血球上昇の原因となるため，白血球上昇のみで疾患の有無を判断してはいけない。

血液がんをはじめとした悪性腫瘍において，抗がん剤の多剤併用療法を行う理由は，異なる作用点に働きかけることで有効性を高め，用量依存性の副作用を減らすことにあるが，この異なる作用点に働きかけることは，癌細胞の細胞周期のそれぞれのステージ（G1期，G2期，S期など）を対象とすることも意味している。大雑把にいえば，それぞれのステージに有効な抗がん剤を組み合わせている。この多剤併用療法という戦略は医療のいたるところでみられる大切な概念である。

用語解説

■盗汗
寝ていてシャツを替えなければいけないほどの発汗。人間は入眠前に体温が低下するため，普段，食事や運動で発汗することはあっても，睡眠中の大量の発汗は，全身の炎症性疾患の可能性を考える必要がある。
■細胞周期
細胞分裂の過程で起きる一連の事象とその周期を指す。

第2章　その他の主要疾患の病態と臨床診断・治療の概論

薬剤性血小板減少症

症例
3

80歳，女性。圧迫骨折に対して入院加療中に膀胱炎を起こし，抗菌薬治療［サルファメソキサゾール・トリメトプリム（商品名：バクタ®）］を開始した。血小板数が，30万/μLから12万/μLまで低下したため，薬剤性の可能性を考え，抗菌薬を中止したところ，血小板数は元の値に復した。

病態生理：血小板の役割は主に止血作用にあるが，止血は1次止血と2次止血からなる。血小板凝集によるものが1次止血であり，その後，凝固因子によって，1次血栓を強固にするのが2次血栓である。つまり，血小板，凝固因子いずれの働きが異常をきたしても凝固異常は起きうる。

　ここでは，血小板数減少による止血以上について扱うこととする。血小板減少症は，血小板数が15万/μL未満となった状態を指すが，血小板減少症を前にした際，2つの軸でアプローチすることが大切である。1つ目は血小板減少症を引き起こす原因の評価を行うこと，2つ目は血液検査から，現在体内で起きていることを読み解いていくことである。

　血小板減少の原因については，産生低下，消費亢進の2つに大別すると考えやすい。つまり，再生不良性貧血，MDS，白血病のように産生され血中に出てくる血小板の数が減った状態と，DICや脾腫のように，血栓として消費され，脾臓で壊される状態がある。それを判断するために，CBC全体を確認し，血小板以外の血球数の評価，血液塗抹標本に異常がないかを確認することが必要である。

　産生低下の指標としては，幼弱血小板比率（immature platelet fraction：IPF）が有効で，これが低下している場合は，骨髄での血小板産生能が低下している可能性が高い。また，確定診断のために骨髄生検が必要な場合が多い。

評価・判断・行動

病状判断と想定される対応

評価：採血に時間がかかった際など，凝集を起こしている可能性もあるため，疑わしい場合は再度血液検査を行うことが大切である。また，凝固／線溶系の亢進を示すFDP/Dダイマーの確認も有用である。

判断：血小板数がどの値の時に，血小板輸血を考慮するかについては，明確な基準はない。

行動：医師と相談の上，血小板輸血を行う。

出血傾向（紫斑，点状出血）の有無を評価　➡　血液検査　➡　必要に応じて，血小板輸血

⚠ ワンポイントアドバイス

慢性の経過であれば，血小板数2万/μLまでは経過観察。

急性期，慢性期に関わらず，丁寧な問診・診察を踏まえて，検査の適応を判断し，治療に至るという方針は，特にこの疾患において重要である。

用語解説

■骨髄抑制
抗がん剤治療などの化学療法によって，造血幹細胞が障害され，造血能が低下すること。

特定行為に係る看護師の目

血小板，凝固因子の異常により出血傾向の患者も少なくありません。そのため特定行為を実践する場合には，その行為が出血を招き患者の害にならないのかと，常に考え評価しなければなりません。その上で特定行為を実践しないという評価も重要です。

⑧ 神経系（脳血管障害以外）

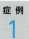
症例 1

82歳，女性。20年来のParkinson病（PD）にて家族の介助にて通院している。5年前に大腸癌の手術の既往がある。今朝から嘔吐しており，2日前より排便がないためかかりつけ医を受診。腹部レントゲン検査にてニボーを指摘され腸閉塞の診断で救急搬送された。抗PD薬としてレボドパ・カルビドパ配合薬600mg，ゾニサミドを服用していたが，昨夜から服用できていない。

病態生理：PDは人口の高齢化に伴い増加しており，軽症者や医療機関未受診者を含めると65歳以上の高齢者の1.5%になると報告されている。PDは中脳の黒質においてドパミン神経細胞の脱落によりα-シヌクレインが異常に蓄積して生じたレビー小体が現れ，中脳黒質から線条体に至るドパミンニューロンネットワークの障害が引き起こされる[1]。それにより安静時振戦，無動，固縮といった運動障害や認知機能低下，REM睡眠行動障害，自律神経障害などの多彩な症状が起こってくる疾患である。

第2章　その他の主要疾患の病態と臨床診断・治療の概論

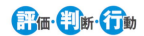

急性期における病状判断と想定される対応

評価：PD患者の急変時に考慮すべき病態は，L-dopaやドパミンアゴニストの急激な中断によって急速に無動が増悪することと悪性症候群である。抗PD薬の内服歴，中断していないかどうか，中断している場合はいつから中断しているかの確認が必要となる[2]。この患者の場合は，抗PD薬の服用は中断されており原因疾患の治療とともに内服以外の方法により抗PD薬の投与を至急に考慮する必要がある。

判断：バイタルサインの評価として，抗PD薬の内服歴，中断を確認した上で，PD患者の場合は，発熱，発汗，頻脈，血圧の変動といった自律神経症状の有無と強い筋強剛がないか確認する必要がある。

行動：PDの場合は，経口摂取が不良となり抗PD薬の中断が認められた場合は経静脈などの経路からの投与が必要になるため，自律神経症状を確認した上で医師に提案する。

抗PD薬中断の有無 ➡ 筋強剛，発熱，自律神経症状確認 ➡ 抗PD薬の投与法の検討

回復期における病状判断と想定される対応

評価：PD患者は元々運動機能，嚥下機能が低下していることが多い。早期の離床によりADLの増悪の軽減とリハビリテーションによる筋力維持を考慮すべきである。

判断：患者の嚥下機能を評価した上で早期に食事摂取，筋力保持のためのリハビリテーションを再開し，日々のバイタルサインの経過観察を行う。

行動：病状の変化，再燃が疑われる場合は医師に報告し対処する。

運動・嚥下機能の評価 ➡ バイタルサインの確認 ➡ 医師への報告

慢性期（予防も含めた）における病状判断と想定される対応

評価：PD患者は，一般高齢者に比べて骨折・外傷，肺炎，心疾患・失神，尿路感染症などの頻度が高いと報告されている。病状の進行によって起こる症状と抗PD薬の長期投与によって起こる症状（wearing off現象，on-off現象，不随意運動など）とに分けて知っておくべきである。

判断：PD患者の場合は，運動症状の良好な時間，不良な時間，不随意運動の起こる時間，起

⑧ 神経系（脳血管障害以外）

こらない時間を確認することで，その症状が病状の進行によるものか，抗PD薬の長期投与によって起こっているものかを考慮する。

行動：PDの症状が病状の進行か薬剤の副作用が考慮される場合には医師に報告して内服薬の調整を検討できるか提案する。

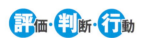

症例 2　63歳，女性。筋萎縮性側索硬化症（ALS）と診断され在宅でNPPVを施行されている。月に1回神経内科専門医に通院しながら週1回の訪問看護を受けている。今朝から息苦しいとの訴えがあり，訪問看護のコールを受けた。訪問時に呼吸数28回，意識は傾眠傾向であり神経内科専門医の病院へ搬送した。

病態生理：ALSは進行が速い神経変性疾患であり，次々に機能障害が加わり活動性が低下し呼吸不全をきたす疾患である。随意運動が進行性に障害され，約5〜10%が遺伝性である。随意運動以外の感覚障害や小脳失調症状，自律神経障害などは通常認めないが，遺伝性の症例などは例外もあり，外眼筋麻痺や運動以外の障害も生じる[3]。

評価・判断・行動

急性期における病状判断と想定される対応

評価：ALSは呼吸障害が進行性に起こる。病気の告知と人工呼吸器の装着を行うかについての意思の確認が必要となる。呼吸状態は病状の進行により悪化するが，嚥下障害による肺炎などの感染，脱水などにより急速に増悪する。呼吸障害の進行はわかりにくいことが多いため，表2-18に示した早期症状を見逃さないように注意する必要がある[4]。この患者の場合は，普段と比べて呼吸数の増加，意識障害が起こっており，早急に病院に搬送し治療を開始する必要がある。

判断：バイタルサインの評価として，意識障害の程度，呼吸数，SaO_2を行い，このケースでは意識障害も認めたため搬送して管理が必要と思われた。搬送後はCO_2ナルコーシスも考えられ，動脈血ガスの測定も必要となる

行動：気道が確保されているか，動脈血ガスの測定により低酸素とCO_2分圧の程度から酸素投与量を判断する。ALS患者の場合は，病名の告知と人工呼吸器が装着されていない場合には，装着の意思があるかどうかの確認が必要となる。呼吸障害の改善のためには，原因となる併発疾患の治療とNPPV（非侵襲的陽圧人工換気），TPPV（侵襲的陽圧人工換気）の導入についての考慮が必要となる。

第2章　その他の主要疾患の病態と臨床診断・治療の概論

自覚症状
大声を出しにくい
日常動作における息切れがひどくなる
頭が重い
夜間によく目覚める
十分眠った気がしない（熟眠しにくい）
仰向けで寝られない（横を向くか頭を高くしないと寝られない）
日中うとうとすることが多くなる
バイタルサイン
傾眠
呼吸数の増加

表2-18　ALSの呼吸障害を見逃さないための早期症状

またすでに人工呼吸器が装着されている場合は，増悪因子に対する治療と人工呼吸器の再設定が必要となる

バイタルの確認 ➡ 血液ガス分析 ➡ 酸素投与，気道の確保

回復期における病状判断と想定される対応

評価：ALSの場合は，①呼吸障害，②嚥下障害，③四肢麻痺，④コミュニケーションの障害の4点を考慮しなければいけない。いずれに対しても，医師，リハビリテーション部と相談の上，回復期には早期のリハビリテーションの導入とADLの増悪の軽減と筋力維持に努める必要がある。リハビリテーション中に症状が増悪した場合には感染や脱水などを考慮する。

判断：症状の増悪，再燃がないかは発熱，呼吸数，SaO_2などのバイタルサインと動脈血ガス分析，血液検査で判断する。

行動：4つの障害について日々のバイタルサインの検査を行い，増悪再燃がないか判断し確認することが必要である。

リハビリテーションの開始 ➡ バイタルサインの確認 ➡ 増悪再燃の有無の確認

慢性期（予防も含めた）における病状判断と想定される対応

評価：慢性期には在宅での療養となる。慢性期にも先にあげた4つの障害について病状の変化，進行を観察する。

判断：身体所見として感染源となりやすい気道，尿路の症状の有無，呼吸数，体温，血圧，SaO_2，胸部聴診などのバイタルの普段の数値を把握しておく。ALSにおける医療行為について表2-19にまとめた。装着されている器具の動作確認，気管切開，胃瘻部の状

102

⑧ 神経系（脳血管障害以外）

```
1．嚥下障害：栄養状態，水分状態の評価
  1）経管栄養：
      経鼻胃管：経鼻胃管の状態の確認と交換
      胃瘻，腸瘻：カテーテル，ボタンの状態の確認と交換
  2）中心静脈栄養：
      中心静脈カテーテルの状態の確認，投与量の調節
2．呼吸障害：呼吸状態の評価
  1）NPPV：設定の確認，設定の変更
  2）TPPV：設定の確認，設定の変更
      気管切開：気管切開部の状態の確認
      気管カニューレ：気管カニューレの状態の確認，交換
```

表2-19　ALSで起こる障害と特定行為に関連する医療行為

態の確認も必要となる。

行動：普段の様子との違いやバイタルサインのチェックを行い，変化がある場合には主治医に報告する。肺炎球菌やインフルエンザの予防接種の確認や看護，介護の介入が必要だと判断された場合には医師，ケアマネージャーなどに提案する。

病状の変化の観察 ➡ バイタル所見の変化の観察 ➡ 予防と病状変化時の対応

❗ ワンポイントアドバイス

　PDの症状は古典的には安静時振戦，無動，固縮といわれているが，かならずしもすべての症状を伴っているわけではない。特に振戦を伴っていないことはよくあるので注意が必要である。ALSの場合は，病状により進行する運動障害はわかりやすいが，呼吸障害の進行は運動障害ほど目にみえてわかるものではない。常に呼吸障害の有無を意識して観察することが必要である。

　PD，ALSなどの神経変性疾患はゆっくり進行するために，患者さん本人も毎日みている家族も変化に気付いていない場合がある。逆に月単位で接する医療スタッフの方が病状の進行がわかりやすい場合がある。また普段接していると「いつもと様子がおかしい」ということでバイタルサインを取る前に気付くこともある。

✅ 関連する特定行為区分

☐ 呼吸器（気道確保に係るもの）関連　　　　☐ 動脈血ガス分析関連

☐ 呼吸器（人工呼吸療法に係るもの）関連　　☐ 栄養及び水分管理に係る薬剤投与関連

☐ 呼吸器（長期呼吸療法に係るもの）関連　　☐ 精神及び神経症状に係る薬剤投与関連

☐ ろう孔管理関連

第2章　その他の主要疾患の病態と臨床診断・治療の概論

☑ 特定行為に係る看護師のためのチェックポイント

- ☐　基礎疾患の確認
- ☐　バイタルサインで重症度を推測
- ☐　使用されている器具（NPPV，TPPV）の設定の確認
- ☐　胃瘻，気管切開部の状態の確認とカニューレ，カテーテルの状態の確認

文献

1 ）石垣泰則．3．パーキンソン病．在宅医療テキスト編集委員会 編．在宅医療テキスト第3版．東京，公益財団法人在宅医療助成勇美記念財団，2015，P126-9.
2 ）坪井義夫，藤岡伸助．トピックスⅣ．Parkinson病の救急診療と周術期管理．日内会誌．2015; 104: 1578-83.
3 ）荻野美恵子．2．筋萎縮性側索硬化症（ALS）．在宅医療テキスト編集委員会 編．在宅医療テキスト第3版．東京，公益財団法人在宅医療助成勇美記念財団，2015，P122-5.
4 ）藤田拓司，波江野茂彦．Ⅳ在宅医療各論・制度 ⑨筋萎縮性側索硬化症（ALS）．在宅医療バイブル．東京，日本医事新報社，2014，P470-9.

用語解説

■REM睡眠行動障害
REM睡眠中には骨格筋は弛緩するのが通常だが，骨格筋が弛緩せずに理解不明な行動，暴力的な行為などの行動障害を起こす。

■悪性症候群
抗精神病薬の副作用で，発熱，筋強剛，自律神経症状，意識の変容，高CK血症がみられる。筋強剛は重篤で無動を伴い，患者は動くことができない。強い強剛のため横紋筋融解や腎不全を伴うこともある。PD患者ではドパミン治療の急激な中断により同様の症状がみられ，その場合，悪性症候群と区別してPakinsonism-hyperpyrexia syndrome（PHS）と呼ばれることもある[2]。

■wearing off
抗PD薬の血中濃度に関連して運動症状が改善，増悪する現象。

■on-off現象
抗PD薬の服薬時間，血中濃度に関連なく突然生じる一過性の高度の無動症状。

特定行為に係る看護師の目

神経疾患は長期療養が必要となることが予測できます。そのため早期から多職種，患者，家族を含めたチームで，今後の見通しについて計画を立案することが必要です。そのキーパーソンとなるのは，特定行為に係る看護師であり患者，家族の意思決定支援を行いながら，倫理的な問題についても考えていかなければなりません。

⑨ 精神疾患（うつ，統合失調症以外）

⑨ 精神疾患（うつ，統合失調症以外）

アルコール依存症

症例 1 60歳，男性。大工。仕事中に足を骨折，ギプス固定のうえ手術の予定となった。入院1日目，そわそわとしており，手の震えや頭痛を訴えた。入院2日目，照明が明るすぎると訴え，額に汗をかいていた。同日夜，急に「酒を買いに行く」と外出しようとするため，制止すると「うるさい」と大声で叫んで興奮した。家族に聞くと一日に日本酒3合以上を飲む大酒家で，今回の骨折も酩酊状態で足場から滑落しての受傷であった。

病態生理：アルコール依存症は飲酒のコントロールができず，しばしば数時間毎に飲酒を繰り返す連続飲酒状態に陥る。アルコールは$GABA_A$受容体を介して細胞の興奮を抑える働きがあるが，連続飲酒状態では受容体の機能が低下し，より多くのアルコールを摂取しないと同様の働きを得られなくなる。これが耐性である。この状態で症例のようにアルコールの摂取が急に途絶えると，GABAによる神経伝達が破綻して種々の症状が出現する。これが離脱症状であり，依存症に特徴的とされる。離脱症状は一般的に最終飲酒の後，4段階を経て進行するとされるが（表2-20），必ずしも順に段階を踏むわけでなく，しかも重なり合うこともある。Stage 4（離脱せん妄）に至ると死亡率は5〜15%に達するが，未治療でStage 3に至った患者の33%はその後Stage 4に移行してしまう。ゆえに早期の適切な評価と治療が重要になる。アルコール離脱症状重症度判定表 Clinical Institute Withdrawal Assessment-Alcohol, revised（CIWA-Ar，0〜67点，高得点はより重症）などを用いて医療者が，あるいは外来であれば家

第2章

Stage （最終飲酒後，症状が出現するまでの時間）	症状
Stage 1 [a]（6〜12時間）	**小離脱** 不眠，振戦，軽い不安，嘔気，頭痛，発汗，動悸，食欲不振
Stage 2 [b]（10〜30時間）	**幻覚** 幻視，幻聴，体感幻覚，多動，不眠
Stage 3 [c]（12〜48時間）	**離脱けいれん** 一過性の全身性強直間代発作
Stage 4 [d]（3〜5日）	**アルコール離脱せん妄／振戦せん妄** 幻覚（主に幻視），見当識障害，頻脈，高血圧，微熱，焦燥，発汗

a　次のStageに進行しなければ，あるいは治療が行われれば通常，24〜48時間以内に改善する。
b　通常，48時間以内に症状は改善する。
c　3〜5%の患者に起こる。けいれん発作は1回，あるいは短時間に数回繰り返すが通常6時間以上は続かない。
d　症状は最終飲酒後，7日くらいまで続く場合もある。

表2-20　アルコール離脱症状

族に依頼して重症度評価を繰り返し行い，それらに応じて療養環境調整，脱水・電解質補正，ビタミン投与のほか，必要に応じて抗不安薬による薬物療法を行う。また，同様の症状を呈する感染症（脳炎／髄膜炎，肺炎，敗血症），肝性脳症，甲状腺中毒症，低血糖，他の薬物による離脱などとの鑑別を要する。

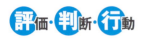

急性期における病状判断と想定される対応

評価：始まりは疾患に気づくことであり，まず身体診察と病歴聴取からアルコール依存症を考える。酩酊状態を疑えば血中アルコール濃度測定が，依存症を疑えばCAGE，AUDITなどのスクリーニングが有用である。可能な限り飲酒歴，最終飲酒時刻も確認するが，多くの患者は問題を否認したり，過小評価するため家族や知人からも情報を収集する。

判断：入院治療の検討が必要か判断する。離脱せん妄・けいれんの既往，脱水・電解質異常の合併，抗不安薬などの常用がある患者は離脱症状が重症化しやすい。重症化リスクが高い，すでにCIWA-Ar15～20点以上の重症，自傷他害の恐れがある患者は，医師へ連絡して入院を検討してもらう。

行動：CIWA-Ar 8点未満の軽症で重症化リスクも低い場合は，眩しすぎず静穏な療養環境を提供し，必要に応じて脱水・電解質補正などを行って経過を観察する。特にブドウ糖含有製剤を使用する時は，ウェルニッケ・コルサコフ症候群を防ぐためビタミンB_1投与の可否も医師に必ず確認する。CIWA-Ar 8点以上では症状の軽減が得られ，8点未満に達するまで抗不安薬の投与を繰り返し行う。過鎮静，転倒などの副作用に注意する。

依存症・離脱症状の発見 ➡ 入院の検討が必要か判断 ➡ 離脱症状への対処

回復期における病状判断と想定される対応

評価：アルコール離脱症状は通常，最終飲酒後6～8時間以内に始まり，10～30時間でピークを迎え，概ね2～3日間で終息するが，稀にそれ以降に発現することもある。

判断：離脱症状は不安の高まりや死への恐怖をもたらす。ゆえに患者の飲酒行動を変化させ，後の継続的治療を導入するうえでの介入の好機と捉える。

行動：離脱症状が改善してしらふになった時にSBIRT（簡易介入法）などを利用して断酒指導と精神科への紹介を行う。特に飲酒を再開したり，受診が途切れやすい患者は紹介が望ましい。なお，急性期で使用した抗不安薬は7～10日以上かけて漸減・中止し，薬物への依存を防ぐ。

離脱症状の終息の評価 ➡ 介入の好機と判断 ➡ 断酒指導と精神科への紹介

⑨ 精神疾患（うつ，統合失調症以外）

慢性期における病状判断と想定される対応

評価：治療の三本柱は①通院，②抗酒剤などの服用，③断酒会やAA（アルコホーリクス・アノニマス）などの自助グループへの参加である。治療の三本柱を励行する患者のほか，より高齢，仕事・配偶者が有る，治療前の飲酒量や入院回数が少ない患者は断酒を継続しやすい。

判断：継続的治療によって20～30％の患者が断酒を維持する。節酒は依存症では難しい。

行動：継続的治療を行い，回復過程を促す。治療がより必要な患者ほど，否認が強かったり，治療が断続的になりやすく，家族にも多大な負担がかかる。その場合は精神保健福祉センター，保健所，アルコール依存症専門医療機関，家族会などの相談先へまず家族をつなげる。

治療の三本柱の継続 ➡ 断酒の継続 ➡ 回復過程の促進と家族支援

❗ ワンポイントアドバイス

離脱症状が軽症であっても，高齢者や未成年の患者，認知機能障害や複数の合併症がある患者，社会的な支援の乏しい患者はより積極的に精神科での入院治療を検討する。

✅ 関連する特定行為

☐ 抗不安薬の臨時の投与

✅ 特定行為に係る看護師のためのチェックポイント

☐ 依存症，離脱症状の発見と対処 　　☐ 治療の三本柱と断酒の継続
☐ 入院の検討が必要か判断 　　　　　☐ 回復過程の促進と家族支援
☐ 断酒指導と精神科への紹介

用語解説

■CAGE，AUDIT
いずれもアルコール関連問題が疑われる患者に対し，アルコール依存症や危険な飲酒の可能性を短時間でスクリーニングすることを目的に開発された質問群。

■ウェルニッケ・コルサコフ症候群
ビタミンB_1の欠乏によって起こる中枢神経疾患。急性期のウェルニッケ脳症（意識障害，眼球運動障害，運動失調）と慢性期のコルサコフ精神病（記銘力障害，見当識障害，作話）を含む。

■SBIRT
アルコール患者へのスクリーニング（Screening），簡易介入（Brief Intervention），アルコール専門治療機関への紹介（Referral to Treatment）を統合した，短時間での効果的な介入方法。

パーソナリティ障害

> **症例2**　23歳，女性。会社員。同棲中の交際相手と口論になり，総合感冒薬を200錠服用して救急外来を受診。意識は清明でバイタルサインに異常なく，身体的には問題ないとのことで診察は終了した。しかし，交際相手の辟易とした態度に対し，「すべてあなたが悪い」と待合室で怒り始めた。

病態生理：パーソナリティ障害（PD）は，人がもっている人格特性が硬直化し柔軟性を失うことで，慢性的な苦悩が続き社会適応が困難になる病態である。なかでも境界性パーソナリティ障害（BPD）は，自傷行為，不安定な対人関係，アドヒアランス不良などにより医療者を悩ませることが多い。BPDの原因は不明だが，近年は遺伝的素因と心理社会的要因（トラウマや虐待など）が相互に影響し合って発症すると考えられている。女性に多いとされ，成人早期に始まり，その柔軟性を欠いた行動様式は社会生活の様々な場面で広範にみられ，かつ持続的である。自殺率は高く，治療を受けている患者であっても8〜10％が自殺に至る。一方で10年経過すると外来患者の半数はもはや診断基準を満たさなくなるほどに寛解する。症状は自傷行為，慢性的な空虚感，見捨てられることへの激しい不安と怒りのほか，性的逸脱行為，浪費，過食なども認める。悪心や嘔吐などの胃腸症状もよくみられ，精神科以外の医療機関で治療されているケースも多い。診断は症状把握を中心に総合的に行うが，人格特性が変化しやすい18歳未満の患者で診断を下すことは稀である。気分障害，不安症，アルコール／薬物依存などが併存しやすい。気分障害や発達障害などとの鑑別を要する。治療の中心は精神療法であり，一部の症状に対しては適応外ではあるが抗精神病薬やセロトニン再取り込み阻害薬（SSRI）などが使われる。抗不安薬は衝動性を高めるため，あまり使用されない。

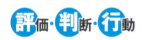

急性期における病状判断と想定される対応

評価：BPDを疑う場合にはまず診療情報を取集する。本人や家族にはうつ病などの病状説明がなされていることも多いので，かかりつけの病院があればそこに病名や不穏時の対応などを確認する。過量服薬，リストカットのほか，投身，縊首など確信的な自殺企図歴があるかも確認して，自傷の可能性を評価する。SSRI内服中であればアクチベーションにも注意する。自傷の可能性が高ければ医師に連絡し，低ければ精神症状への対応を行う。

判断：初対面のBPD患者は振る舞いにそつがなく，一見すると精神疾患がないようにさえみえる。しかし，一旦治療関係が深まると医療者を過剰に理想化し始める。そこで些細な要求でも満たされないと今度は一転してこき下ろし，その苦悩から自傷行為に及ぶ。今

⑨ 精神疾患（うつ，統合失調症以外）

回は身体的な治療までとするのか，精神面を扱うのであれば例えば「怒りの対応まで」というように，その場での治療の目的を明確にして患者に会う。扱わない課題はかかりつけの精神科に任せるか，定期受診の際に扱う。

行動：特定行為に係る治療行為としては抗精神病薬の臨時投与がある。衝動性や攻撃性に対し低用量を使用する。薬剤も「過去のトラウマを消してくれる」などと理想化しやすいので，投与前に十分な説明を行う。症状軽快後は漫然と使用しない。薬剤によって副作用のプロフィールは異なるが，特に急性期は過鎮静や錐体外路症状の出現に注意する。

情報の取集
自傷の可能性の評価 ➡ 治療の目的の明確化 ➡ 衝動性と攻撃性への対処

回復期における病状判断と想定される対応

評価：BPDは継続的治療を受けると，治療せず自然経過をたどる場合より7倍早く改善するが，特に初期に治療から脱落してしまう例が多い。

判断：回復期には治療からの脱落を防ぐ必要がある。

行動：安定した信頼関係を築く。そのために来院や電話の頻度に限度を設け，一方で定期的な受診の際には問題について話し合う時間を十分に確保する。多職種で対応を統一し，互いの患者への反応を省みて転移，逆転移が起きていないか検討する。患者に対する怒り，罪悪感のほか，罰したい，拒絶したい，逆に喜ばせたいなどの欲求，そして「自分だけが患者の本当の理解者である」と感じるといった反応は医療者によくある逆転移の例であり，これらに注意する。

継続的治療の実施 ➡ 治療からの脱落の予防 ➡ 安定した信頼関係の構築

慢性期における病状判断と想定される対応

評価：治療が軌道に乗ってくると，まず希死念慮や自傷行為などの衝動性が軽減して治療上の退行的変化も起きにくくなる。一方，情緒的問題（怒り，不安，うつ），見捨てられ不安，依存的特性などは比較的ゆっくりと改善する。

判断：BPDの治療過程では逆転移が起こるため，一時はどうしても「人格は変えられない」などの偏った見方に陥りがちであるが，BPDの不安定さは人格特性に関してもいえ，他のPDと比べると実は人格が変化しやすい（これをstable instability—安定した不安定性—という）。年余に渡る緩やかな人格特性の変化のあとを追うように，BPDの病理も徐々に和らいでいく。

行動：人格変化の過程を促進する。長期計画を示し，患者に安心感を与える。通院・入院治

第2章　その他の主要疾患の病態と臨床診断・治療の概論

療，デイケア，訪問看護，家族支援などを組み合わせ，包括的でかつ途切れのない治療を提供する。

継続治療による
症状の改善　→　BPDの病理の変化　→　長期計画の提示
包括的・連続的治療の提供

❗ ワンポイントアドバイス

しばしば患者が目を背けている事柄を敢えて扱って変化を期待したくなるが，これは逆に見捨てられるという患者の不安を強め，状況を悪化させやすい。

☑ 関連する特定行為

- □　抗精神病薬の臨時の投与

☑ 特定行為に係る看護師のためのチェックポイント

- □　自傷の可能性の評価
- □　治療の目的の明確化
- □　治療からの脱落の予防
- □　安定した信頼関係の構築
- □　継続的治療による衝動性や退行の改善

用語解説

■転移
他の人に抱いた未解決な感情を目の前にいる人物に抱くこと。患者が医療者に抱く場合を転移，その反対を逆転移という。好意や信頼などのポジティブな感情の場合も，敵意や不信などのネガティブな感情の場合もある。

認知症

症例 3
75歳，女性。2年前から物忘れが始まり，アルツハイマー型認知症と診断された。最近は財布を夫が盗んだと詰め寄り，夫がそれを訂正しようとすると物を投げたり，暴力を振るったりするようになった。

症例 4
65歳，男性。3年前からうつに似た症状が出現した。また，前のめりに転んで怪我を負うことが増えた。最近は誰も居ないのに「子どもがやってきた」と壁に向かって話しかけたり，ぼんやりと宙を見つめるようになった。一方でしっかりしている時間帯もあり，妻は「本当は普通にできるのではないか」と物事を無理強いすることもある。受診時，Mini Mental State検査28点で正常であった。

⑨ 精神疾患（うつ，統合失調症以外）

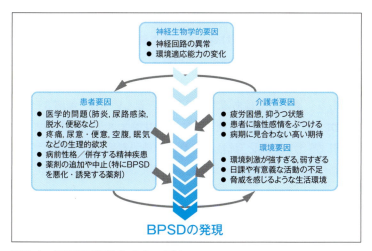

図2-4　BPSD発現のメカニズム

病態生理：認知症の症状は，物忘れや判断力の低下など，脳機能の低下を直接示す症状である中核症状と，それに伴って現れる心理・行動面の症状であるBPSD（behavioral and psychological symptoms of dementia）がある。BPSDには精神病症状（妄想や幻覚），焦燥・攻撃性，うつ，不安，アパシー（意欲・自発性の低下），脱抑制（社会的・性的に不適切な行動），運動障害，夜間行動異常，食行動異常などが含まれる。長期追跡調査によればほぼすべての認知症患者が一度は何らかのBPSDを経験するが，個々の症状は病期によって，あるいは認知症のタイプによって出たり出なかったりする。しかも同時期に複数の症状がみられたり，互いに影響し合ったりするため，その様態は複雑になる。BPSDは素因（神経生物学的要因，感染症などの医学的問題，空腹などの生理的欲求，病前性格，精神疾患など）を有する患者に，介護者や環境側の要因が誘因として作用し出現する（図2-4）。治療はまずBPSDの原因除去や環境調整などを行い，それができないか上手くいかない場合，あるいは自傷他害の恐れがあって早急な改善が必要な場合には抗精神病薬などの薬物療法も考慮される。

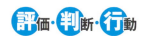

急性期における病状判断と想定される対応

評価：自傷他害の可能性が高ければ医師に連絡し，低ければBPSDの評価を行う。症例3では記憶障害に基づく物盗られ妄想が著しく，これはアルツハイマー型認知症（AD）で多い。一方，同じ妄想でも症例4では幻視を伴い，これはレビー小体型認知症（DLB）に特徴的である。

判断：BPSDの発現における患者側の素因に加え，介護者や環境側の要因を同定する。身体的衰弱や療養に適さない環境がある場合は，医師へ連絡し入院を検討してもらう。

第2章　その他の主要疾患の病態と臨床診断・治療の概論

行動：まず医学的問題（肺炎，尿路感染，脱水，便秘など），種々の生理的欲求（疼痛，尿意・便意，空腹，眠気など）に対処する。また薬剤の追加や中止がBPSDを悪化・誘発している可能性を検討する。薬物相互作用を考え，使用薬剤は必要最低限とする。特に在宅患者の場合は服薬状況も確認する。特定行為に係る治療行為としては抗精神病薬の臨時投与がある。適応外ではあるが特に暴力の著しいAD（症例3）には使用を考慮する。一方，DLBの幻覚妄想（症例4）にはコリンエステラーゼ阻害薬や抑肝散がしばしば用いられる。DLBでは，抗精神病薬は少量でも過敏に反応して過鎮静，錐体外路症状などの副作用が出現するため，注意が必要である。

自傷他害の可能性の評価
BPSDの評価　➡　BPSDの原因の同定　➡　医学的問題
生理的欲求への対処

回復期における病状判断と想定される対応

評価：回復期にはBPSD発現における介護者要因の評価を進める。介護者が疲労困憊し抑うつ状態にある，患者に陰性感情をぶつける，そして病期に見合わない高い期待をもっている場合はBPSDを誘発・悪化させることがある。

判断：診察で直接評価しやすい中核症状と異なり，BPSDは症状把握や治療効果の判定を行う際に介護者の報告による部分が大きくなる。介護者がBPSDの症状を把握したり，治療に取り組む能力・熱意がどれほどあるか判断する。

行動：まずは介護者を労い，BPSDの病態を説明し，介護サービスなどの利用を勧めて介護負担を軽減する。症例3では物忘れによる誤りを指摘することを控え，物盗られ妄想の背景にある不安に対処するよう指導する。症例4ではDLBへの理解を促し，転倒や骨折を予防するための対策を練る。しかし，介護者の対応修正や環境調整には時間がかかり，かつ疲弊した介護者に多くを求められず，入院・入所や薬物療法が必要になるケースも多い。

BPSDの介護者要因の評価　➡　介護者の能力・熱意の判断　➡　介護者の支援と負担軽減

慢性期における病状判断と想定される対応

評価：定期的にBPSDの評価を繰り返す。個々の症状は病期の進行に伴って揺らいだり，あるいは弱まったりして，様態を変える。

判断：抗精神病薬（とりわけ非定型）は継続投与により，患者死亡率が1.6〜1.7倍上昇する。その死因は心血管疾患（脳卒中，致死的不整脈など），感染症（肺炎など）が多い。

⑨ 精神疾患（うつ，統合失調症以外）

行動：症状が軽快したタイミングで抗精神病薬の減量・中止の可否を医師に確認する。さらに個別の評価をもとに介護者にBPSD発現のメカニズム，特に誘因や増悪要因，その早期発見・予防の仕方について啓発する。

定期的なBPSDの評価 ➡ 抗精神病薬のリスクの認識 ➡ BPSDの早期発見・予防方法の啓発

❗ ワンポイントアドバイス

　同じ夕方の不穏でも空腹・疲労が原因の人もいれば，夕飯の炊事をすることへの焦りや騒々しい居室環境に起因する人もおり，対応はそれぞれ異なってくる。

✅ 関連する特定行為

□　抗精神病薬の臨時の投与

✅ 特定行為に係る看護師のためのチェックポイント

□　自傷他害の可能性の評価　　　　　□　介護者の支援と負担軽減
□　BPSDの原因の同定　　　　　　　□　BPSDの早期発見・予防方法の啓発
□　医学的問題・生理的欲求の対処

用語解説

■BPSDを悪化・誘発する可能性のある薬剤
抗不安薬，抗コリン薬，抗ヒスタミン薬，抗生剤，ステロイド，利尿薬，H_2受容体拮抗薬などが多い。

不安症（不安障害）

> **症例 5**　30歳，女性。突然，息苦しさ，胸苦，動悸，めまいなどが出現し来院した。意識は清明でバイタルサインに異常なかったが，努力様呼吸で「このままでは死んでしまう」と不安を強く訴えた。夫によれば最近1ヵ月は毎日のように同様の発作があり，症状のため人混みに行けなくなってしまったという。

病態生理：不安症にはパニック症（症例5），社交不安症，全般不安症などがある。近年は，遺伝，幼少期の虐待，機能不全の家族歴などの素因をもつ人に何らかの心理社会的ストレスが誘因として作用して発病に至ると考えられている。女性に多く，うつ病よりもありふれた疾患である一方，認知度は低く，適切な診断や治療を受けられていないことも多い。典型的には10代から20代の人生早期に発症するが，治療開始まで10年以上を要することも稀ではない。他の不安症，気

113

内分泌疾患	甲状腺機能亢進／低下症，低血糖，高カルシウム血症
腫瘍	褐色細胞腫，脳腫瘍
神経学的障害	前庭機能障害（メニエール病など），てんかん，パーキンソン病，
呼吸器疾患	気管支喘息発作，慢性閉塞性肺疾患，過換気，肺炎，気胸，肺水腫，肺塞栓
循環器疾患	不整脈（発作性上室頻拍など），急性冠症候群，うっ血性心不全
薬物	β刺激薬，ステロイド，甲状腺ホルモン剤，レボドパ，ジギタリス中毒，カフェイン，ニコチン酸，ハーブ（朝鮮人参など），アンフェタミン，コカイン，SSRI，メチルフェニデート，テオフィリン製剤，総合感冒薬（プソイドエフェドリン，フェニルプロパノールアミン），薬物（ベンゾジアゼピンなど）やアルコールの離脱症状

表2-21　不安を生じやすい身体疾患や薬物

分障害などを併存しやすく，症状に自分で対処するためにアルコールや薬物に依存するケースもある。不安症があると自殺リスクが高まり，入院の長期化，医療費の増加，学校や職場での失敗などを招きやすい。不安症には多様な症状があり，そのうえ他の疾患と併存するため診断が難しく，除外診断になることも多い。気分障害，薬物／アルコール依存症・離脱といった精神疾患のほか，身体疾患や薬物由来の不安（表2-21）との鑑別が必要である。治療は選択的セロトニン再取り込み阻害薬（SSRI）を中心とした薬物療法，あるいは認知行動療法などの精神療法である。

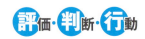

急性期における病状判断と想定される対応

評価：不安の性状を評価する。パニック発作（症例5）は突然に始まり，10分以内にピークに達し，多くは評価中に消失する。死が差し迫っている感覚と逃げたい衝動を伴い，しばしば広場恐怖や予期不安を認め，これまでに同様の発作を繰り返している場合が多い。不安症に矛盾する兆候や希死念慮などがあれば医師に連絡する。

判断：症状と家族の情報も含めた詳細な病歴聴取から不安症による不安か否かを判断する。身体疾患や薬物由来（表2-21）である可能性は常に念頭に置く。逆に不安の強弱や持続時間が不明瞭で慢性的に不安が続くケースでも，「単なる心配性」と決めつけず，全般性不安症などの可能性を検討する。

行動：家族も含め不安症について疾患教育し，精神科へ受診を勧める。パニック症の場合，よくある疾患で命に別状はないとわかるだけでも症状が軽減することがある。特定行為に係る治療行為としては抗不安薬の臨時投与がある。症状軽快後は，適度な運動や睡眠衛生などを指導し，カフェイン，アルコール，タバコなどを控えるよう指示して，精神科外来を紹介する。また，外来受診までの頓服処方の可否を医師に確認する。

不安の性状と程度の評価 ➡ 入念な病歴聴取と評価 ➡ 疾患教育と精神科への紹介

⑨ 精神疾患（うつ，統合失調症以外）

回復期における病状判断と想定される対応

評価：継続的な薬物療法や認知行動療法によって症状が寛解するが，それまで動揺を繰り返す。

判断：この時期の治療目標はすでに起こったパニック発作や不安の緩和でなく，それらの予防である。薬物療法の中心はSSRIであり，急速な症状改善が必要な患者では抗不安薬も使われる。どちらも発作時の臨時投与ではなく，定期内服で用いる。抗不安薬はうつ病がある場合は過鎮静が，アルコール依存症の既往や併存がある患者では依存性が，高齢者では認知機能障害や転倒が問題となる。こうしたケースには抗不安薬を控えるか，慎重な観察下での使用が必要であり，副作用がみられたら直ちに医師に連絡する。

行動：継続的な治療によりほとんどの患者でパニック発作や不安が緩和することを伝える。また，しっかりとした効果を得るには思っている以上に時間を要するため，治療半ばで中断しないよう指導して，回復過程を促進する。

回復過程の評価 ➡ 症状の予防と薬の副作用の観察 ➡ 回復過程の促進

慢性期における病状判断と想定される対応

評価：数ヵ月の回復期ののち，慢性期を迎える。さらなる症状改善に加え，数ヵ月単位〜年単位で再発予防や社会機能の改善を目指す時期になる。

判断：再発防止のため，改善後1年以上の維持治療を要する。

行動：寛解後に症状が再発することもあり，その時にどう対応するかを患者とよく話し合う。薬物療法の中止を目指す場合は，例えば1〜2ヵ月毎に徐々に漸減するが，症状の再発を慎重に観察して兆候があれば医師に連絡する。

目標を社会機能の改善に設定 ➡ 再発予防のための維持療法 ➡ 再発時の計画立案

❗ ワンポイントアドバイス

　不安は多くの疾患にみられるため，不安症では他の疾患が存在する可能性を常に念頭に置く。入念な評価と検査を行い，重篤な病気があるのではないかという患者の懸念をまず和らげる。

✅ 関連する特定行為

☐　抗不安薬（内服）の臨時の投与

特定行為に係る看護師のためのチェックポイント

- [ ] 他の精神疾患や身体疾患の除外
- [ ] 入念な病歴聴取と評価
- [ ] 疾患教育と精神科への紹介
- [ ] 症状の予防と薬の副作用の観察
- [ ] 回復過程の評価
- [ ] 再発時の計画立案と薬物療法の中止

用語解説

■広場恐怖
助けを求められない，逃げ出せない特定の場所や状況を恐れ，避けること。

■予期不安
パニック発作の間欠期に認められる「また発作が起きるのではないか」という不安。

特定行為に係る看護師の目

認知症患者の入院は珍しくなく，今後も高齢者の入院とともに増加します。入院が長期化すればADL，認知機能へ悪影響を及ぼし，様々な合併症も増加することで医療費も高騰します。入院当初から地域のリソース，他職種も踏まえた退院支援が必要となります。またせん妄も同様であり，その評価と予防，向精神薬の投与についての十分な評価が必要です。

⑩ 産婦人科疾患

症例1　79歳，女性。認知症，廃用症候群で寝たきりとなり，在宅診療及び訪問看護を受けている。5年前に子宮体癌に対し，子宮全摘術及び放射線治療を受けている。介護者である娘が大量の透明なおりものに気づき，訪問看護師であるあなたに相談の電話があった。あなたは膀胱膣瘻を強く疑っている。

病態生理：膀胱膣瘻とは膀胱と膣との間に瘻孔という通り道ができることである（図2-5）。その瘻孔を通じて，膀胱から膣に流れた尿が，膣から流出する。

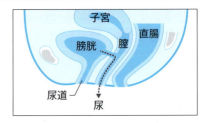

図2-5

⑩ 産婦人科疾患

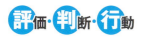

急性期における病状判断と想定される対応

評価：流出している液体の性状（色調，匂いなど），量などを観察することによって，「おりもの」と呼ばれているものが，おりもの（膣の分泌液），血液，膿，尿，便のいずれであるかを評価する。膣鏡による観察が一番望ましいが，訪問看護の場面で持ち合わせている場合は少ないため，オムツに付着した液体の観察と，下腹部を軽く圧迫しながら膣口から流出する液体を観察する。

判断：高齢者におけるおりものの異常では，子宮がんなどによる不正出血と，子宮留膿腫を忘れてはいけないが，今回の患者は子宮体癌による子宮全摘術後であるため，後者の可能性は低い。子宮体癌術後に想定される病態として，子宮体癌の局所再発による不正出血，膀胱膣瘻による膣からの尿の流出，直腸膣瘻（肛門膣瘻）による膣からの便の排出などが挙げられる。

行動：大量の透明な液体の流出を確認したため，膀胱膣瘻である可能性が高いと判断し，バイタルサインが安定していることを確認したのち，訪問診療の主治医に連絡をした。膀胱膣瘻は手術直後であれば，手術による損傷を疑い，軽度であれば尿道カテーテルの留置で自然閉鎖を期待し，重度であれば手術での瘻孔閉鎖を選択することが多い。しかし術後数年経ってからの発症では，放射線治療による変性や，長期臥床による萎縮が原因と考えられ，カテーテル挿入や手術による閉鎖は期待薄である。主治医から女性泌尿器科（もしくは産婦人科医，泌尿器科医）に紹介となったが，閉鎖できる可能性は低いとの判断で，オムツをあてての経過観察となった。

おりものの直接観察 ➡ 原因の推定 ➡ 適切な紹介

経過：その後，尿路感染を複数回繰り返し，また排出される尿と便による汚染のため新しくできた仙骨部の褥瘡が遷延した。女性泌尿器科を再受診し，膀胱瘻カテーテルを留置することとなった。膀胱瘻カテーテルの留置により，膣からの尿流出はほとんどみられなくなり，仙骨の褥瘡も順調に回復した。

慢性期（予防も含めた）病状判断と想定される対応

評価：膀胱瘻カテーテルは尿道カテーテルと同様に，尿路感染の原因となるため，尿の性状や発熱など尿路感染の徴候を観察することが重要である。またカテーテルの留置状況に関しては，尿道カテーテルと同様にカテーテルの長さと固定水の量を確認する。尿道カテーテルとの大きな違いは挿入部が皮膚という点である。挿入部周囲の皮膚の感染や尿

第2章　その他の主要疾患の病態と臨床診断・治療の概論

汚染による皮膚炎を示す発赤，熱感，腫脹，浸出液などの観察が望ましい。また肉芽の形成や挿入部の疼痛も観察が必要である。

判断：発熱や尿の混濁などを認める時は尿路感染を疑い，医師と連携をとる。また挿入部の発赤，熱感などを認める時は皮膚炎を疑う。

行動：尿路感染を疑う時は，医師と連携を取り，バイタルサインなどが安定している際は，特定行為としての薬剤投与を行う。

挿入部の皮膚炎に対しては，入浴，清拭などの衛生状態に気をつけ，カテーテルの固定時に，挿入部周囲の皮膚にテンションがかかり過ぎないように注意する必要がある。挿入部の浸出液などにより感染を疑う時は主治医と連携をとる。

また膀胱瘻カテーテルのトラブル時は特定行為として膀胱瘻カテーテルの交換を行うことができる。

| 膀胱瘻カテーテルに特有の管理ポイントをおさえる | ➡ | 尿路感染と挿入部の皮膚炎に注意する | ➡ | チェックポイントをおさえながら特定行為を行う |

❗ ワンポイントアドバイス

筆者の経験からは，おりもの，不正出血などの産婦人科領域の問題に対する非産婦人科医の心理障壁は根強い。総合診療研修では，婦人科領域の診療を積極的に行えるよう研修制度の整備が進められているが，訪問診療を担う内科系医師の大部分はそのような研修を受けていない。最終的に専門医を受診することになるにしても，訪問診療を要している患者さんが外来を受診するだけでも一苦労であることを考えると，適切なトリアージは重要であり，尿路，膣，肛門のどこでどのような問題が起きているかを直接観察することなど，訪問看護師が担っている役割は極めて大きい。

☑ 関連する特定行為

☐ 膀胱瘻カテーテルの交換　　　　　　　☐ 感染徴候がある者に対する薬剤の臨時の投与

☑ 特定行為に係る看護師のためのチェックポイント

● 膀胱瘻カテーテルの交換

☐ カテーテルの交換歴があるか　　　　☐ 明らかな瘻孔に対する外傷がないか

☐ 意識，バイタルサイン　　　　　　　☐ 出血傾向がないか

☐ 瘻孔からの出血の有無

⑪ 感染症

☑ 感染徴候がある者に対する薬剤の臨時の投与

□　基礎疾患の確認
□　意識状態とバイタルサイン
□　（感染兆候を示すのは）白血球が4,000未満，もしくは12,000以上か？

□　一日尿量12mL/kg以上
□　薬剤投与後の皮疹，粘膜浮腫の出現の有無

文献

1 ）Garely AD, Mann WJ. Urogenital tract fistulas in women.［Online］Available at: https://www.uptodate.com/contents/urogenital-tract-fistulas-in-women?source=search_result&search=Vesicovaginal%20fistula&selectedTitle=1~21#H10766604（Accessed on January 21,2017.）

用語解説

■子宮留膿腫
閉経後の女性に多い疾患で，子宮腔内の貯留物などに感染が起こり，子宮腔内に膿が貯留し，発熱，腹痛などの症状を起こす。
■直腸膣瘻（肛門膣瘻）
直腸（肛門）と膣との間に瘻孔という通り道ができることであり，その瘻孔を通じて，直腸（肛門）から膣に流れた便が，膣から流出する。

特定行為に係る看護師の目

在宅で重度認知症患者の場合，本人からの主訴は乏しく家族，多職種からの情報，連携が重要です。またその情報をもとに，緊急性が高い疾患，頻度の高い疾患，見逃してはならない疾患を考え，身体診察が必要となります。緊急度，重症度が高いと判断した場合には，病院での治療が必要となります。また病院を受診することが必ずしも入院ではないため，多職種との連携，調整が必要不可欠です。

⑪ 感染症

　感染症診療における原則は，「患者背景」「感染臓器」「原因微生物」の３つの視点で考えることであり，すべての感染症に対してこの原則は当てはまる（図2-6）。患者背景については，例えば糖尿病に罹患していると感染症が重症化するリスクが上がることが知られており，神経障害があれば足裏の傷に気づかず，蜂窩織炎を起こしやすいかもしれない。ステロイド内服中は細胞性免疫不全状態となるため，そのような患者ではニューモシスチス肺炎などの特殊な感染症も考慮する必要がある。さらに，海外渡航歴があれば輸入感染症の可能性を，ダニ咬傷歴があればリケッチア症の可能性を考える必要がある，といったように，それぞれの患者の背景は

第 2 章　その他の主要疾患の病態と臨床診断・治療の概論

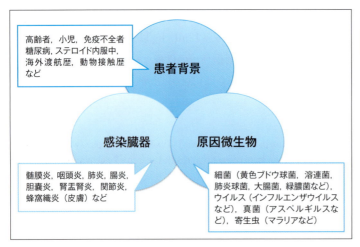

図2-6

図2-7　グラム染色による細菌の分類

	全身の指標	局所の指標
髄膜炎	発熱，意識状態，脈拍，食欲，ADL，白血球数，CRP値	意識状態，頭痛，嘔気，髄液細胞数，髄液グラム染色
咽頭炎		咽頭痛，咽頭発赤
中耳炎		耳痛，耳漏
副鼻腔炎		前頭部痛，膿性鼻汁，顔面叩打痛
肺炎・気管支炎		呼吸回数，咳，痰，呼吸困難，痰のグラム染色，SpO₂・PaO₂値
肝炎・胆嚢炎・胆管炎		上腹部痛，右季肋部叩打痛，肝胆道系酵素
胃腸炎		腹痛，嘔吐，下痢
腎盂腎炎		背部痛，CVA叩打痛，尿混濁，尿中白血球，尿のグラム染色
蜂窩織炎		皮膚の発赤・疼痛・腫脹・熱感
カテーテル関連血流感染症		なし（ときに血液培養の陰性化などを確認する）

表2-22　主な感染症における全身の指標と局所の指標

　非常に重要である．感染臓器・原因微生物については，例えば肺炎であれば感染臓器は肺であり，原因となる細菌は肺炎球菌が多い．原因微生物の推定にはグラム染色と培養検査が有用であり（図2-7），原則的に培養検査は抗菌薬を投与する前に採取する必要がある．なぜなら抗菌薬投与後に培養を採取しても結果が偽陰性になり，原因菌が判明しないまま手探りの状態で治療を継続しなければならないからである．中でも血液培養は特に重要で，重篤な疾患である菌血症がないことを確認するためにも抗菌薬開始前に必ず血液培養を2セット採取すべきである．

　治療開始後の観察も重要である．観察項目は発熱などの全身の指標と，臓器特異的な局所の指標に分けて観察すべきであり，多くは局所の指標の方が有用である（表2-22）．白血球やCRP値などの血液検査は比較的多く利用されているが，どの臓器の炎症か，どの微生物かといった情報は教えてくれないため，感染症診療におけるその有用性は限定的である．

⑪ 感染症

急性肺炎

症例1 80歳，男性。脳梗塞後遺症にて意思疎通困難，寝たきりで在宅診療を受けている。3日前に食事中のむせこみあり，徐々に痰の量が増え，呼吸が苦しそうとのことで臨時往診した。呼吸数35回/分，右下肺野で肺雑音を聴取し，肺炎が疑われた。

症例2 75歳，男性。糖尿病，肺気腫で近医通院中。受診2日前から38℃の微熱と咳，痰を認め，歩行困難になったため家族に連れられ来院。胸部X線で肺炎像を認め，肺炎の診断で入院した。

病態生理：細菌性肺炎は病原体が肺で炎症を起こすことによって起きる感染症である。最もよくみられる細菌は肺炎球菌であり，インフルエンザ桿菌，モラキセラ・カタラーリス，マイコプラズマ，クラミドフィラ，レジオネラなども原因となる。高齢や脳血管障害などの影響で嚥下機能が低下した患者では，口腔内常在菌が気道内に垂れ込むことによって誤嚥性肺炎を起こすこともある。いずれの肺炎においても，発熱，咳，痰，呼吸困難といった症状を呈し，呼吸音の異常やバイタルサインの異常（発熱，頻呼吸，頻脈），SpO_2低下，胸部X線での浸潤影などから診断される。喀痰グラム染色で菌体を認める場合，診断や治療に大きく寄与する。急性の呼吸不全を呈することも多く，動脈血ガス分析によってPaO_2及び$PaCO_2$の値を確認する必要がある。治療は病原体に合わせた適切な抗菌薬を投与する。

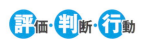

急性期における病状判断と想定される対応

評価：発熱といった全身症状に加え，下気道症状である咳や痰を認める場合，肺炎の可能性を考える。そして，喀痰グラム染色所見によってある程度原因菌の推定が可能である（図2-8）。ただし，痰の性質が悪いと適切な検査を行うことが難しいため，唾液ではなく膿性の痰成分を検査に提出するよう努力すべきである（図2-9）。患者に喀出してもらう場合は事前にうがいをしてもらい，口腔内・咽頭部をきれいにしておくとよい。肺炎に対して抗菌薬が奏功すると2〜3日で症状が改善してくるため，咳，痰といった自覚症状と，呼吸回数やPaO_2，SpO_2値といった他覚所見を観察していく（表2-22）。基本的には，自覚症状やバイタルサイン，痰のグラム染色所見などが早期に改善してくるが，特に痰のグラム染色では数時間で菌体の減少または消失が確認できる（図2-10）[1]。

判断：肺炎の重症度はCRPなどの炎症マーカーではなく，呼吸回数や意識状態，SpO_2の値などで判断することを知っておく必要がある（表2-23）[1]。また，症例2の場合は基礎に肺気腫もあり，肺炎を契機としたCO_2ナルコーシスを起こすリスクが高いため，動脈

第2章 その他の主要疾患の病態と臨床診断・治療の概論

血ガス分析による評価も検討すべきである。肺炎の原因が誤嚥である可能性もあるため，肺炎の治療と並行して嚥下機能の評価は必須である。肺炎における治療効果判定は，肺の局所症状である咳，痰，呼吸困難などを指標に判断すべきであり，投与されている酸素の必要量なども有用な指標である。

行動：気道は確保されているか（痰による窒息はないか）確認する。動脈血ガス分析でPaO_2の低下，またはSpO_2の低下があれば酸素投与が必要である。低酸素血症にCO_2ナルコーシスを認める場合には，酸素投与だけでなく人工呼吸器による管理を考慮しなければならない。また，嚥下機能評価を行う。

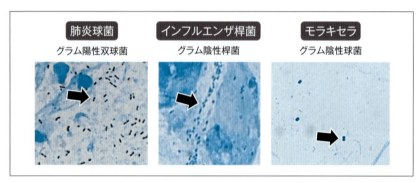

図2-8

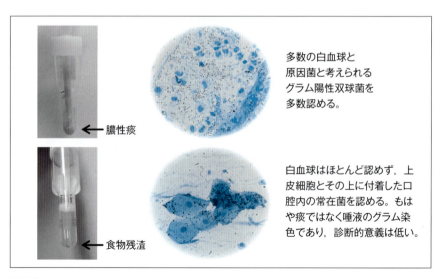

図2-9

122

⑪ 感染症

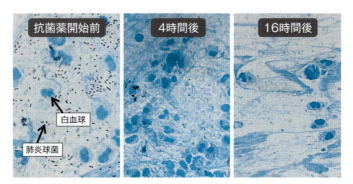

図2-10

C: Confusion	意識障害あり
U: Urea	尿素窒素（BUN）>19.6mg/dL
R: Respiratory Rate	呼吸数≧30回/分
B: Blood pressure	収縮期血圧<90mmHg, 拡張期血圧<60mmHg
65: Age	年齢>65歳

上記のうち	重症度	治療場所	死亡率（%）
すべて満たさない	軽症	外来	0.7
1つ満たす	軽症	外来	3.2
2つ満たす	中等症	一般病棟	3.0
3つ満たす	重症	ICU	17.0
4つ満たす	重症	ICU	41.5
5つ満たす	重症	ICU	57.0

表2-23-1　CURB-65

A: Age	男性≧70歳, 女性>75歳
D: Dehydration	BUN≧21mg/dL, 脱水所見あり
R: Respiration	SpO_2<90%（PaO_2<60torr）
O: Orientation	意識障害あり
P: Blood Pressure	収縮期血圧≦90mmHg

軽　症：上記5項目すべて満たさない→外来治療
中等症：上記項目を1または2つ満たす→外来または入院
重　症：上記項目を3つ満たす→入院
超重症：上記項目を4つ以上満たすまたはショック→ICU入院

表2-23-2　ADROP

第2章　その他の主要疾患の病態と臨床診断・治療の概論

回復期における病状判断と想定される対応

評価：全身の指標，局所の指標（表2-22）について改善を確認する。咽頭反射が低下または消失している患者では，誤嚥してもムセがみられない「不顕性誤嚥」を繰り返すことがある。つまり，明らかなムセを認めなくとも誤嚥性肺炎は起こりうる。また，誤嚥＝肺炎ではなく，肺炎にまで至らない不顕性誤嚥を起こしている患者では，一過性の発熱や喀痰の増加を認めるものの胸部X線の異常が現れないことがある。多くの場合，不顕性誤嚥では抗菌薬の投与を必要としない。

判断：自覚症状，他覚所見の改善に乏しい場合，まずは診断・治療が間違っている可能性を考慮する。PaO_2，SpO_2の低下はあるが，座位での頸静脈怒張や体重増加，起座呼吸などを認める場合には心不全が合併していることがあるため，臨床経過が順調でない場合には常にアセスメントを繰り返すべきである。

行動：再度アセスメントを行う。嚥下機能の低下がある場合，専門スタッフと早期から連携する。特に在宅で家族が食事を管理している場合には，早期に家族と栄養士との栄養相談の機会をもつことが望ましい。

局所の指標を中心に改善しているか評価する	➡	改善に乏しい場合，心不全の合併にも注意を向ける	➡	再度アセスメントを行う嚥下機能についても評価する

慢性期（予防も含めた）における病状判断と想定される対応

評価：肺炎再発予防に重要な点は，口腔内衛生環境の改善，ワクチン接種（肺炎球菌ワクチン，インフルエンザワクチン）であり，特に誤嚥性肺炎を起こした患者に対しては経口摂取内容の形態の見直しが重要である。

判断：齲歯の有無や，食事形態の詳細をチェックする。場合によっては，今まで摂取できていた形態から，とろみ付きやペースト食への変更も考慮する必要があるかもしれない。また，65歳以上の高齢者では肺炎球菌ワクチン接種歴を聴取し，未接種であれば接種を推奨する。インフルエンザシーズンであれば毎年のインフルエンザワクチン接種も推奨する。

行動：齲歯の治療，日々変化する嚥下の状態を評価して，必要に応じて食事形態の変更を提案する。肺炎球菌ワクチン，インフルエンザワクチンを接種する。

口腔内衛生環境とワクチン接種歴の確認	➡	適切な食事形態の判断，必要なワクチンの確認	➡	必要であれば齲歯や義歯の歯科処置，ワクチン接種

⑪ 感染症

抗菌薬	肺炎球菌		モラキセラ		インフルエンザ桿菌			誤嚥性肺炎
	PSSP	PRSP	BL（−）	BL（＋）	BL（−）	BL（＋）	PBP変異	
ペニシリンG	○	×	○	×	○	×	×	△
アンピシリン								
アンピシリン・スルバクタム	○	×	○	○	○	○	×	○
セフォチアム	○	×	○	○	○	○	×	△
セフトリアキソン	○	○	○	○	○	○	○	○

PSSP: penicilline-susceptible *streptococcus pneumoniae*, PRSP: penicilline-resistance *streptococcus pneumoniae*, BL: beta-lactamase, PBP: penicilline binding protein

表2-24　肺炎の原因菌別の適切な抗菌薬

❗ ワンポイントアドバイス

　肺炎球菌はペニシリンに感受性のあるPSSP（penicillin-susceptible *streptococcus pneumonia*）とペニシリンに耐性のPRSP（penicillin-resistance *streptococcus pneumonia*）の２種類に大きく分けられるが髄膜炎を合併していなければほとんどの肺炎球菌肺炎はペニシリンで治療可能である。インフルエンザ菌はβラクタマーゼ（ペニシリンなどを分解する酵素）を産生するもの，βラクタマーゼを産生しないもの，βラクタマーゼとは別の機序（ペニシリン結合タンパクの変異）でペニシリンに耐性のものの３種類に分けられる。これらの菌種の割合は施設によって異なるため，自施設のインフルエンザ菌の感受性パターンを知っておく必要がある。モラキセラもβラクタマーゼを産生するものとβラクタマーゼを産生しないものに分けられるため，こちらも自施設の感受性を確認しておきたい。マイコプラズマ，クラミドフィラ，レジオネラについてはペニシリン・セフェム・カルバペネム系抗菌薬が無効であり，マクロライド系，またはテトラサイクリン系抗菌薬を使用する必要がある。なお，誤嚥性肺炎の原因菌は主に口腔内の常在菌であるが，基本的には嫌気性菌を含めた複数菌による感染であり，それらをカバーする抗菌薬を選択する（表2-24）。

✅ 関連する特定行為（区分）

- ☐ 動脈血ガス分析
- ☐ 呼吸器（気道確保に係るもの）関連
- ☐ 呼吸器（人工呼吸療法に係るもの）関連
- ☐ 感染徴候がある者に対する薬剤の臨時の投与

✅ 特定行為に係る看護師のためのチェックポイント

- ☐ 基礎疾患の確認
- ☐ バイタルサインで重症度を推測
- ☐ 原因菌の推定
- ☐ 再発予防のためのワクチン，口腔ケア，食形態のチェック

文献

1) 日本呼吸器学会市中肺炎診療ガイドライン作成委員会 編．5．重症度の判定．日本呼吸器学会「呼吸器感染症に関するガイドライン」成人市中肺炎診療ガイドライン．

用語解説

■ CO_2 ナルコーシス

健常人ではCO_2（二酸化炭素）の貯留によって呼吸が刺激されるが，肺気腫などが基礎にある慢性呼吸不全の患者ではCO_2ではなくO_2（酸素）で呼吸が刺激される仕組みに脳が変化している．そのため，高濃度の酸素を投与すると酸素が足りていると誤って認識されることで呼吸が抑制され，結果的にCO_2が貯留して意識障害，呼吸性アシドーシス，自発呼吸の減弱が起き，この状態をCO_2ナルコーシスと呼ぶ．慢性呼吸不全の患者に対して高濃度酸素を必要とする場合には，マスクによる酸素投与は行わず，禁忌がなければ非侵襲性陽圧人工呼吸管理が第一選択となる．

尿路感染症

症例3：72歳，女性．高血圧で近医通院中．受診前日夜から38.8℃の発熱を認め，家族に連れられ来院した．左肋骨脊柱角（costovertebral angle：CVA）叩打痛，尿混濁を認め，急性腎盂腎炎の診断で抗菌薬治療が開始された．翌日も38℃台の発熱が続いていたが，尿混濁は改善しているため最初の抗菌薬を継続したところ，治療開始3日目に37℃台前半に解熱した．

病態生理：急性腎盂腎炎は主に尿道から膀胱，腎盂へと細菌が達して起こる尿路感染症である．膀胱炎のみで発熱を呈することはなく，発熱を呈する尿路感染症で最も多いのが急性腎盂腎炎で，女性に多い．男性ではこれに急性前立腺炎と急性精巣上体炎が加わる．身体所見ではCVA叩打痛が，検査所見では尿中白血球が陽性になり，尿グラム染色・尿培養検査で細菌を認める．もっとも多い原因菌は大腸菌であり，多くは第2-3世代セフェム系抗菌薬に感受性があるが，近年ESBL（extended spectrum β-lactamase）産生大腸菌が散見されており，大きな問題となっている．30%程度で菌血症を合併するため，血液培養検査も必要である．抗菌薬治療にて多くは改善するが，尿管結石などで物理的に尿路が閉塞している場合には，泌尿器科的な処置を要することがある[1]．

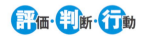

急性期における病状判断と想定される対応

評価：発熱といった全身症状に加え，CVA叩打痛や尿混濁などの局所の指標を観察する．治療が奏効すれば前述の症状の改善がみられる．

⑪ 感染症

判断：急性腎盂腎炎の特徴として，適切な抗菌薬が投与されていても解熱するまで 2〜3日を要することが多い。よって，患者の全身状態が悪化していない限りは初期治療を継続したまま慎重に経過観察する。治療開始して72時間経っても解熱しない，またはそれまでに患者の全身状態が悪化する場合には，尿管結石などによる尿路の閉塞や腎膿瘍などの合併症を検索するために腹部CT検査を行う。なお，適切な抗菌薬が開始されていれば，肺炎における痰のグラム染色同様，治療翌日には尿グラム染色で細菌の消失を確認できる。

行動：解熱しているか，尿混濁や尿中白血球は減少しているか，尿グラム染色で細菌は消えているかを確認する。治療経過がよくない場合，腎膿瘍を認めれば経皮的ドレナージを，尿管結石などで閉塞があれば尿管留置カテーテルなどによる経尿道的ドレナージを行うため，泌尿器科へのコンサルテーションが必要である。

急性腎盂腎炎の局所症状を確認 ➡ 治療後の効果判定 ➡ 経過が思わしくない場合，合併症の検索

回復期における病状判断と想定される対応

評価：全身の指標，局所の指標について改善を確認する。治療が奏効すれば次第に食欲やADLなど非特異的な全身の指標も改善してきているはずである。

判断：自覚症状，他覚所見の改善に乏しい場合，診断・治療が間違っている可能性，及びドレナージなどの外科的治療の必要性を考慮する。

行動：再度アセスメントを行う。抗菌薬の投与期間は β ラクタム系抗菌薬で10〜14日間である。

全身・局所の指標が改善しているか確認する ➡ 改善に乏しい場合，追加処置の必要性について検討する ➡ 常に再アセスメント

慢性期（予防も含めた）における病状判断と想定される対応

評価：再発予防には膀胱炎の予防が重要である。日中，排尿を我慢していないか，水分摂取量は少なくないかチェックする。

判断：膀胱炎予防が重要である。また，再発を繰り返す性活動期の女性では，性交後にシャワーなどで陰部を洗い流すことも推奨される。

行動：日常生活における水分摂取の励行。同様の症状が再度出現した場合に早期受診するようアドバイスする。

膀胱炎の予防 ➡ 陰部を清潔に保つ ➡ 生活指導を行う

第2章

127

第2章　その他の主要疾患の病態と臨床診断・治療の概論

❗ ワンポイントアドバイス

　急性腎盂腎炎は発熱と尿中白血球陽性で診断されることが多いが，他の疾患でも「発熱＋尿中白血球」を認めることがあるため（例えば菌血症など），基本的には尿路感染症は除外診断である。菌血症を見逃さないためにも抗菌薬開始前に血液培養2セットは必ず採取しておきたい。

☑ 関連する特定行為

□　感染徴候がある者に対する薬剤の臨時の投与

☑ 特定行為に係る看護師のためのチェックポイント

□　基礎疾患の確認　　　　　　　　□　治療効果判定指標のチェック

□　原因菌の推定　　　　　　　　　□　再発予防のためのアドバイス

文献

1）Acute uncomplicated cystitis and pyelonephritiss in women. UpToDate.

用語解説

■ESBL（extended spectrum β-lactamase）産生大腸菌
抗菌薬を幅広く分解する酵素（基質拡張型 β ラクタマーゼ）を産生する大腸菌のこと。通常よくみられる β ラクタマーゼと異なり，第3-4世代セファロスポリンも分解してしまうため，重症例ではカルバペネム系抗菌薬を使用する必要がある。

カテーテル関連血流感染症

> **症例4**
> 73歳，男性。重症肺炎にて人工呼吸器管理5日目，肺炎の治療は順調で近日中の抜管が予定されていたが，突然の発熱と頻脈を認めた。身体診察では発熱以外の症状は認めず，右内頸静脈から中心静脈カテーテルが挿入されていたためカテーテル関連血流感染症（catheter related blood stream infection：CRBSI）が疑われ，血液培養2セット採取，カテーテル抜去の上，バンコマイシン治療が開始された。

> **症例5**
> 38歳，女性。妊娠悪阻にて入院中に突然の発熱と悪寒戦慄を認めた。問診と身体診察で明らかな熱源は不明だったが，末梢静脈カテーテル挿入部に沿った皮膚に線状の圧痛を認め，末梢静脈カテーテルによるCRBSIと診断し，血液培養2セット採取，カテーテル抜去の上，バンコマイシン治療が開始された。

病態生理：ヒトの皮膚には常在菌が存在しバリア機能を果たしているが，皮膚自体がカテーテルや外傷などで破綻すると，細菌が血中へ侵入するルートとなりうる。静脈留置カテーテル挿入は看護師にとって基本的な手技であり，患者にとっても治療上必要な処置であるが，その一方で細菌が皮膚から血管内へ侵入する経路を作っているということを認識すべきである。原因微生物はコアグラーゼ陰性ブドウ球菌，黄色ブドウ球菌をはじめとしたグラム陽性球菌や，緑膿菌をはじめとしたグラム陰性桿菌である。通常はブドウ球菌の頻度が多いため，MRSA まで考慮してバンコマイシンで治療開始することが多いが，患者の状態が重篤であれば抗緑膿菌作用を有する抗菌薬も併用する[1) 2)]。

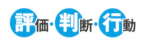

急性期における病状判断と想定される対応

評価：発熱以外の他覚所見に乏しいことが特徴である。肺炎のように呼吸器症状を呈したり，尿路感染症のように泌尿器系の症状を呈したりすることはない。中心静脈留置カテーテル挿入部の皮膚に発赤や腫脹などの異常所見を認める頻度は10%以下であり，これらの異常がないという理由だけでCRBSIを否定することはできない。末梢静脈留置カテーテルの場合も，挿入された静脈に沿って索状物を触れたり線状の圧痛を認める場合もあるが，やはりこれらの所見がないからといって，CRBSIを否定することはできない。「静脈留置カテーテルが入っている」という患者背景が，発熱患者においてCRBSIを疑う最も重要な所見である。診断は血液培養で行う。治療は，抗菌薬治療に加え，原因となったカテーテルの抜去（または交換）が必要である。

判断：原因となったカテーテルを抜去し，ライン全体を交換することが必要である。カテーテル自体が感染しているというよりは，カテーテルを通じて血中に細菌が侵入して生じた「血流感染」（＝全身に菌がまわっている菌血症の状態）であるということを認識すべきである。なお，中心静脈カテーテルだけでなく症例5のように末梢静脈留置カテーテルでもCRBSIは起こりうる。末梢静脈の場合，留置期間が72～96時間を超えると有意に感染リスクが増大するため，連日の点滴刺入部の観察と定期的な交換が必要である。CRBSIの治療はカテーテル抜去だけでは不十分で，必ず抗菌薬の静脈点滴投与を併用する。

行動：感染の原因となったカテーテルと点滴ラインをすべて交換する。血液培養2セットを採取し，速やかに抗菌薬投与を開始する。抗菌薬は，ブドウ球菌をカバーするためにバンコマイシンを選択することが多い。

| カテーテル挿入中の患者が発熱したら常に疑う | → | 血液培養2セット採取，カテーテル類の交換を検討 | → | 抗菌薬投与を検討 |

第2章　その他の主要疾患の病態と臨床診断・治療の概論

抗菌薬開始・感染源除去後48時間以内に解熱している
抗菌薬開始後2〜4日で血液培養が陰性化
感染性心内膜炎を疑う所見がない
人工弁や血管グラフトがない
遠隔病変がない

上記すべてを満たす場合には血液培養陰性化から14日間の治療が可能

表2-25　黄色ブドウ球菌の菌血症治療期間が14日間でも良い場合

回復期における病状判断と想定される対応

評価：解熱しているか確認する。速やかに解熱する場合には合併症が起こっている可能性は低く，10〜14日間の治療で十分である。ただし，人工弁や人工血管の存在，血液培養が陰性化しない場合，感染性心内膜炎がある場合などでは，治療期間を4〜6週間に延長する必要がある。

判断：血液培養で検出された菌種に応じて，より適切な抗菌薬への変更を考慮する。なお，血液培養からブドウ球菌やカンジダが検出された場合には，原則的には血液培養を再検して陰性化を確認すべきである。

行動：再度アセスメントを行う。抗菌薬の投与期間は7〜14日間であるが，黄色ブドウ球菌が血液培養から検出された場合は基本的に28日間の治療が必要である。特定の条件を満たす場合に限り，血液培養陰性化から14日間の治療も可能である（表2-25）。

解熱を確認　➡　血液培養が陽性なら，菌種を確認　➡　黄色ブドウ球菌の場合は抗菌薬の長期投与が必要になる

慢性期（予防も含めた）における病状判断と想定される対応

評価：現在挿入されている静脈留置カテーテルはなぜ必要なのかを評価すべきである。不要なカテーテル類は速やかに抜去し，新たに挿入する場合にも本当に必要かどうかをしっかりと評価する。

判断：72〜96時間以上留置された末梢静脈留置カテーテルはないか，点滴刺入部とその上流の静脈に沿った皮膚に異常所見がないか，チェックする。中心静脈カテーテルであればドレッシングの頻度を確認する。また，脂肪乳剤や血液製剤などは微生物の成長を促すため，早期に交換する必要がある（表2-26）。

行動：長期留置された末梢カテーテルは交換し，不要なカテーテルはすべて抜去する。

カテーテル類の必要性について検討する　➡　カテーテル類の交換頻度の確認，不要なカテーテルの抜去を検討　➡　カテーテルの抜去または入れ替え

⑪ 感染症

	吊り下げてから注入を完了するまでの時間
脂肪を含む輸液製剤	24時間以内
脂肪乳剤単独	12時間以内
血液製剤	4時間以内

表2-26　特殊な輸液製剤の交換時期

❗ ワンポイントアドバイス

　CRBSIを起こしやすいのは，上肢よりも下肢，鎖骨下静脈よりも頸静脈，手背よりも手首や前腕である。感染リスクが高いため，できる限り大腿静脈へのカテーテル留置を避けることが望ましい。

✅ 関連する特定行為

☐　感染徴候がある者に対する薬剤の臨時の投与　　　☐　中心静脈カテーテルの抜去

✅ 特定行為に係る看護師のためのチェックポイント

☐　基礎疾患の確認　　　　　　　　　☐　原因菌の推定
☐　バイタルサインで重症度を推測　　☐　CRBSI予防のための措置

文献

1）青木　眞. レジデントのための感染症診療マニュアル第3版. 第9章血管内感染症. B カテーテル関連感染症，カテーテル関連血流感染症. p665-7.
2）国立国際医療研究センター翻訳. 血管内カテーテル関連感染症の診断と治療に関する実践的臨床ガイドライン：米国感染症学会による2009年改訂版.

用語解説

■MRSA（メチシリン耐性黄色ブドウ球菌）
臨床的にブドウ球菌はコアグラーゼ陰性ブドウ球菌（coagulase negative *staphylococcus aureus*：CNS）と黄色ブドウ球菌に分類され，黄色ブドウ球菌はメチシリン感受性黄色ブドウ球菌（MSSA）とメチシリン耐性黄色ブドウ球菌（MRSA）に分類される。MSSA感染症の第一選択薬はセファゾリンであるが，CNS，MRSA感染症の第一選択薬はバンコマイシンである。

急性胃腸炎

症例6 41歳，男性。生来健康。昨日からの嘔気，水様性下痢，37℃の微熱を主訴に内科外来を受診した。下痢は1日5回程度で1度に比較的多量の下痢を認める。血便や腹痛はなく，水分摂取も可能である。血圧118/70mmHg，脈拍90回/分。整腸剤を処方され，外来フォローの方針となった。

症例7 25歳，女性。生来健康。昨日からの嘔気，腹痛，水様性下痢，39℃の発熱を主訴に救急外来を受診した。下痢は1日2〜3回程度で1度の便量は多くもなく少なくもないが，粘血便を認める。血便や腹痛はなく，水分はなんとか摂取できるが見た目には重症感がある。血圧90/58mmHg，脈拍110回/分。救急外来で末梢静脈点滴が開始された。

病態生理：急性胃腸炎は，急性の嘔気・嘔吐，下痢症として表現される消化管の炎症である。炎症の原因は感染症であることが多いが，感染症以外の消化管疾患でも急性胃腸炎症状を呈することがあり，消化管以外の臓器が原因の疾患であっても急性胃腸炎症状を呈することがある，ということをまず理解する必要がある（表2-27）。最も頻度が高い疾患は急性ウイルス性胃腸炎（小腸型）であり，特別な検査は不要で，対症療法のみで改善するが，細菌性腸炎（大腸型）では抗菌薬を要することがあり，その鑑別は重要である（表2-28）。ただし抗菌薬が必要な急性下痢症に遭遇する頻度は多くなく，また，抗菌薬を投与することで腸管内の常在菌叢に異常をきたし，*Clostridium difficile*腸炎などを引き起こすリスクもあるため，その適応は限定的である（表2-29）。小腸型・大腸型いずれにも分類しにくい場合には，急性胃腸炎のようにみえるその他の疾患の可能性を常に考える（表2-27）。

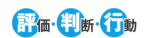

急性期における病状判断と想定される対応

評価：小腸型にせよ大腸型にせよ，まずはバイタルサインの安定が優先される。高度な脱水により頻脈や血圧低下，意識障害などをきたすこともあり，経口摂取困難な患者に対して

感染症	急性胆嚢炎・胆管炎，急性腎盂腎炎，骨盤内炎症症候群，腸腰筋膿瘍，肺炎（特に非定型肺炎），毒素性ショック症候群，黄色ブドウ球菌・レンサ球菌菌血症
非感染症	脳血管障害，心筋梗塞，肺塞栓症，急性大動脈解離，腸間膜動脈血栓塞栓症，虚血性腸炎，クローン病，潰瘍性大腸炎，内臓悪性腫瘍，胃・十二指腸潰瘍，尿毒症，副腎不全，甲状腺クリーゼ，糖尿病性ケトアシドーシス，妊娠，緑内障など

表2-27　急性胃腸炎様症状（嘔気や下痢）を呈する疾患

⑪ 感染症

	小腸型	大腸型
発熱の程度	軽度	高熱
腹痛の程度	軽度	軽度〜重度
便の性状	水様性下痢	血便，水様性下痢
便の回数	多い	多い
1回あたりの便の量	多い	少ない
原因微生物	ウイルス	細菌
検査	不要	便培養，血液培養，便中白血球
治療	対症療法	たまに抗菌薬

表2-28　急性下痢症の鑑別

新生児
高齢者
免疫不全者
臨床症状が強い
菌血症の疑いがある
旅行者下痢症

表2-29　大腸型の感染性腸炎で薬物治療を考慮する状況

は末梢静脈点滴を行う。脱水の有無は口腔内・腋窩の乾燥，皮膚のツルゴール低下，体重減少などで判断するが，この中でも体重減少は脱水を示唆する鋭敏な指標である。高齢者ではもともと脱水傾向にあるため，腋窩の乾燥や前頭部・前胸部・手背でのツルゴール低下で評価する。

判断：小腸型，大腸型それぞれに典型的な症状が揃っているかどうかを確認する（表2-28）。症例6は典型的な小腸型の急性ウイルス性腸炎であり，特別な検査は通常不要で対症療法のみで経過をフォローする。症例7では血便を呈しており，重症感もあるため大腸型の細菌性腸炎を疑う。バイタルサインの異常もきたしており，速やかに末梢静脈点滴を開始すべきである。また，症例7の治療に関しては対症療法に加えて抗菌薬などの薬物治療も検討する。大腸型の細菌性腸炎をきたしうる原因菌はサルモネラ菌，赤痢菌，カンピロバクターなどが多く，セフトリアキソンやレボフロキサシンがこれらの菌に対して有効である。

行動：ウイルス性胃腸炎であれば基本的には下痢止めや抗菌薬は不要である。水分補給は経口補水液（oral rehydrataion solution：ORS）が第一選択であるが，脱水が強い例，循環血漿量減少性ショック例，経口摂取が困難な例にはORSではなく末梢静脈点滴を選択する。ショックの場合には糖質輸液ではなくナトリウムを多く含んだ細胞外液を投与する。

脱水を評価する　➡　小腸型か大腸型かに分ける　➡　脱水があれば経口または経静脈的に補液を開始する

回復期における病状判断と想定される対応

評価：表2-28の指標に基づいて，嘔気，腹痛，下痢が改善しているか確認する。下痢は1回あたりの量，1日の回数，性状（固形化してきたか）について詳細に問診・観察する。

判断：便培養検査を提出している場合，その結果を確認すべきである。ただし，たいていの菌種では抗菌薬の投与期間は3〜5日間程度であるため，便培養の結果が判明する頃には

133

第2章　その他の主要疾患の病態と臨床診断・治療の概論

抗菌薬の投与期間を終えて臨床症状も安定していることが多い。一方で大腸型の腸炎を起こす原因が感染症以外である（クローン病，潰瘍性大腸炎，虚血性腸炎など）ことも多いので，便培養検査が陰性だったという情報もまた，重要な情報になる。急性胃腸炎と診断した場合には，診断時の所見だけでなく臨床経過が合致するかどうかを判断する必要があり，典型的な経過でない場合には，安易に「胃腸炎」の診断名をつけずに，その他の疾患である可能性も考えるべきである（表2-27）

行動：臨床症状の改善を確認する。経口摂取可能な場合は，脂肪分の多い食事を避ければ，本人の食べたいものを食べてもらって構わない。

| 消化器症状の改善について評価する | ➡ | 腸炎の治療経過で矛盾しないか，再考する | ➡ | 引き続き水分・電解質の補給を行いながら徐々に経口摂取も再開する |

慢性期（予防も含めた）における病状判断と想定される対応

評価：急性胃腸炎は通常1週間以内に臨床症状が改善するが，中には4週間以上慢性の下痢症を呈するものもあり，その場合は腸管寄生虫感染症や非感染性下痢症の可能性を考え再アセスメントが必要である。また，感染性腸炎後に過敏性腸症候群を続発することがあるため，一度治った腸炎の症状が再燃した場合には，この可能性も考える。場合によっては腸炎が治らないとの理由で不要な抗菌薬が長期に投与されることもあり，臨床経過を詳細に問診する必要がある。

判断：急性ウイルス性腸炎は人から人へと容易に感染しうる疾患であるが，基本的には経口感染であり，その主な原因は不十分な手洗いによる伝播である。ほとんどの微生物はアルコールで死滅するが，ノロウイルスや*Clostridium difficile*は芽胞を形成するためアルコールのみでは不十分で，流水・石鹸による手洗いが必要である。下痢症患者の診療において，原因微生物が即座に判明することはほとんどないため，下痢症患者と接した後には必ず流水・石鹸による手指衛生を行うよう心がける。また，大腸型下痢の中には，赤痢アメーバをはじめとした性行為関連感染症（正確には肛門→口の経路で感染）が原因となる場合があり，再感染を防ぐためにも，コンドームの使用や感染経路を理解してもらうために患者に十分説明する必要がある。

行動：感染経路について具体的に説明し，感染防止のための対策についてアドバイスする。家族内感染も多くみられるため，今後，本人に続いて同居家族が同様の症状を呈してくる可能性についても説明する。

| 消化器症状の改善について評価する | ➡ | 同居家族や周囲の環境について確認する | ➡ | 腸炎の感染経路・予防について患者・家族に説明する |

⑪ 感染症

ワンポイントアドバイス

　急性胃腸炎は，基本的にはゴミ箱診断ともいわれ，「急性胃腸炎のようにみえる他の重篤な疾患」を除外した後につけられるべき病名である。一方で，急性胃腸炎と診断した場合にはほとんどの場合，補液をはじめとした対症療法のみで改善するので，経過観察が重要な疾患でもある。

☑ 関連する特定行為（区分）

- □　感染徴候がある者に対する薬剤の臨時の投与
- □　循環動態に係る薬剤投与関連
- □　栄養及び水分管理に係る薬剤投与関連

☑ 特定行為に係る看護師のためのチェックポイント

- □　基礎疾患の確認
- □　原因菌の推定
- □　バイタルサインで重症度を推測

文献

1）青木　眞．レジデントのための感染症診療マニュアル第3版．第10章腹部感染症．A 急性下痢症［急性（胃）腸炎］，p684-734.

用語解説

■ Clostridium difficile（CD）

元々はヒトの腸管内に存在するグラム陽性桿菌で，弱毒菌だが多くの抗菌薬に耐性を示すため，抗菌薬治療により他の腸内細菌群が死滅した後に感染症を起こすことが知られている。CD腸炎とも呼ばれ，下痢などの臨床症状に加え，CDトキシン（菌自体が出す毒素）検査にて診断される。治療はメトロニダゾールを10～14日間内服する。重症例ではバンコマイシンの内服（点滴静注ではない）による治療が推奨されている。

第2章

皮膚・軟部組織感染症

症例 8　88歳, 女性。糖尿病, 軽度のアルツハイマー型認知症の既往があり, 3日前より左下肢の腫脹, 歩行困難を認め, 増悪してきたため外来受診した。38.3℃の発熱と左下腿全周性に境界不明瞭な発赤・熱感・腫脹・疼痛を認めた。左下腿蜂窩織炎の診断で入院し, セファゾリン点滴による治療が開始された。点滴開始後, 軽度の発赤は残存していたが, 解熱し, 疼痛・腫脹も改善した。

病態生理：皮膚・軟部組織感染症は解剖学的にどの深さで感染が成立しているかで病名が決定される。蜂窩織炎は比較的よくみられる皮膚軟部組織感染症で, 下肢に多いため歩行困難をきたし, ときに入院を要することもある。原因微生物は黄色ブドウ球菌やβ溶血性連鎖球菌が多いが, 培養検体の採取が困難であるため, 通常は両方をカバーするセファゾリンで治療が開始されることが多い。抗菌薬治療に加え, 安静, 冷却, 下肢挙上が有効である。蜂窩織炎の原因は外傷（虫刺傷, 穿通創, 静脈穿刺など）, 炎症（何らかの湿疹, 放射線治療後など）, 浮腫（静脈還流不全, リンパ浮腫など）などにより皮膚バリアが破綻することで発症するため, 介入可能であればこれらの疾患へのアプローチも重要である。なお, 重篤な皮膚・軟部組織感染症である壊死性筋膜炎は速やかな外科的デブリドマンが必須であり, 内科的治療のみではほぼ死亡するともいわれているため, 早期に疾患を察知する必要がある。

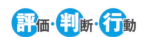

急性期における病状判断と想定される対応

評価：皮膚・軟部組織感染症は解剖学的部位の同定が重要であり, 皮膚からの距離が近いほど皮膚所見が出やすく, 皮膚からの距離が遠いほど皮膚所見が乏しくなる特徴がある（図2-11）。すなわち, 皮膚に近い丹毒では発赤部位と正常皮膚との境界は明瞭だが, やや

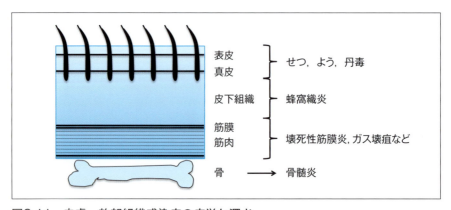

図2-11　皮膚・軟部組織感染症の病巣と深さ

⑪ 感染症

深部の蜂窩織炎では境界が不明瞭である。さらに深部の壊死性筋膜炎では初期には皮膚所見が正常のことがあり，注意を要する。壊死性筋膜炎は進行すると皮膚に水疱や黒色壊死などをきたすが，死亡率の高さからその時点まで待つことは許容されず，皮膚所見の乏しい初期に診断し，治療開始することが望ましい。ただし，もし壊死性筋膜炎を起こしていれば，皮膚所見が一見正常でも，バイタルサインの異常や，明らかな重症感，激しい疼痛などを呈していることが多く，そしてそれらが急速に悪化するという特徴をもっているため，これらの所見を見逃さないよう注意深く観察する。

判断：皮膚・軟部組織の感染症だとまず認知し，次に境界が明瞭か不明瞭かで深達度を推測する。境界が不明瞭であれば蜂窩織炎の可能性が高いが，皮膚所見が乏しい割に本人の痛みの訴えが強い場合には，壊死性筋膜炎の可能性を考える必要がある。加えて，皮膚発赤範囲の拡大や水疱の出現，疼痛の増悪といった臨床症状が急速に進行する場合にも，壊死性筋膜炎の可能性を考え速やかに医師に連絡すべきである。

行動：皮膚の境界部分をマーキングする。症例8では抗菌薬治療は開始されているが，下腿の安静，冷却，挙上も併せて必要である。完全に歩行を制限する必要はないが，基本的にはベッド上安静で炎症の鎮静化を待つ。

| 壊死性筋膜炎を疑う所見がないか評価する | → | 全身状態不良・歩行可能であれば入院を検討する | → | 抗菌薬の投与，皮膚のマーキング，患肢の安静 |

回復期における病状判断と想定される対応

評価：局所の炎症所見（発赤，疼痛，腫脹，熱感）が改善してくるか観察する。また，治療が奏効すれば比較的速やかに解熱に向かう。治療開始後の合併症として皮下膿瘍など生じることがある。

判断：数日後も発熱が続く場合や発赤部位の改善が乏しい場合には皮下膿瘍が合併していないか検索するために，超音波検査やCT検査を考慮する。加えて，近年本邦でもペニシリン系・セフェム系抗菌薬に耐性のCA-MRSA（community-acquired MRSA）による皮膚・軟部組織感染症の報告が散見されており，セファゾリンで改善に乏しい場合にはバンコマイシンまたはクリンダマイシン・ST合剤（感受性があれば）などへの変更を考慮する。また，床上安静は重要だが，局所の炎症所見が改善していれば少しずつ歩行を再開してもよい。

行動：臨床所見の改善を確認する。一般に，抗菌薬は局所の炎症所見が改善後，さらに3〜5日間継続する。概ね1〜2週間程度になることが多い。なお，不要な長期臥床はADLの低下や深部静脈血栓症のリスクとなるため，離床のタイミングについて日々状態を観察していくべきである。

137

第2章　その他の主要疾患の病態と臨床診断・治療の概論

局所所見の改善について評価	→	皮下膿瘍など合併症を生じていないか判断	→	経過が順調なら早期離床が可能か検討する

慢性期（予防も含めた）における病状判断と想定される対応

評価：安静に伴うADLの低下があればリハビリテーションの継続を考慮する。この時期に色素沈着など何らかの皮膚所見の異常が残存していることがあるが，解熱しており，発赤以外の局所の異常所見がすべて改善していれば，抗菌薬治療の延長は不要であり，退院も可能である。

判断：下肢蜂窩織炎の場合，足白癬が原因となっていることも多いため，白癬の治療も検討する。

行動：足白癬の治療を行う。また，軽微な外傷も皮膚・軟部組織感染症の原因になるため，日々のフットケアも指導する。

安静によりADLが低下していないか評価	→	蜂窩織炎の原因疾患がないか判断	→	足白癬などあれば治療を行いフットケアを推奨

❗ ワンポイントアドバイス

　下肢蜂窩織炎の治療中，全身状態は良好でも局所の所見が改善せず，治療に難渋することがある。しかし，特に外来治療中などでは，患者本人が日常生活の中で下肢の安静が保てずに，重力の影響や歩行の影響を受けるために局所の炎症所見が改善しないことがある。本人の同意が得られるのであれば，下肢蜂窩織炎は安静目的での入院の閾値が他の疾患よりも低くて良いかもしれない。

☑ 関連する特定行為

☐　感染徴候がある者に対する薬剤の臨時の投与

☑ 特定行為に係る看護師のためのチェックポイント

☐　基礎疾患の確認 ☐　壊死性筋膜炎への進展がないか確認
☐　バイタルサインで重症度を推測

文献

1) Cellulitis and erysipelas. UpToDate.

⑪ 感染症

> **用語解説**

■CA-MRSA

医療機関でみられるMRSAではなく，医療機関に関連のない者にもみられる市中感染型MRSAのこと。1990年代半ばから日本でもみられるようになった。Panton-Valentine leukocidin（PVL）という毒素を産生し，主に皮膚・軟部組織感染症を起こす。病院内でみられるMRSAと比べてクリンダマイシンやレボフロキサシンなどの感受性が比較的保たれている。

> **特定行為に係る看護師の目**
>
> 患者の主訴から，医療面接でシステマティックレビューを詳細に聴取することで患者，家族が気付かなかった感染による症状を発見することができます。また身体診察の際にqSOFAを用いることで，敗血症の判断が容易となります。

第2章

第 **3** 章

小児の臨床診断・
治療の特性と演習

① 川崎病

② 腸重積症

③ 脱水

④ 喘息・細気管支炎

⑤ 小児の人工呼吸器管理中のトラブル

⑥ 熱性けいれん・てんかん

⑦ 小児の感染症と予防接種

① 川崎病

> **症例1** 1歳，男児。生来健康。5日前から発熱を認め，近医で感冒との診断で経過をみられていた。5日たっても解熱せず，手足の硬性浮腫と指先端の発赤が認められた。眼球結膜も徐々に充血した。体幹部には不定形な発疹を認め，口唇・口腔粘膜が紅潮・発赤し，いちご舌を認め，両側の頸部リンパ節の腫脹もあることから，川崎病あるいは溶連菌感染が疑われて総合病院に紹介された。

病態生理[1),2)]：川崎病は，1967年川崎富作博士によって初めて報告された4歳以下の乳幼児に好発する原因不明の疾患である。病態は全身の中小動脈の血管であるが，表3-1に示すように6つの主要症状（5日以上続く発熱，四肢末端の変化，不定形発疹，両側眼球結膜の充血，口唇や口腔所見，急性期における非化膿性頸部リンパ節腫脹）のうち5つ以上の症状を伴うものとされる。ただし，4つの症状しか認められなくても，経過中に断層心エコー法もしくは，心血管造影法で，冠動脈瘤（拡大を含む）が確認され，ほかの疾患が除外されると川崎病と診断される。川崎病の合併症は冠動脈瘤の形成が最大の問題となる。日本での標準的治療は免疫グロブリン大量療法（2g/kg/日），アスピリン療法（30〜50mg/kg/日）であるが，重症例にはプレドニゾロンの初期併用療法も行われている。免疫グロブリン不応例には免疫グロブリン追加投与，血漿交換や免疫抑制剤が使用されることもある。免疫グロブリン投与で改善しない不応例が15〜20%もあるといわれている。

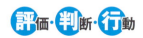

急性期における病状判断と想定される対応

評価：最近は，検査データなどから静注免疫グロブリン不応を予測するスコアリングを行い，重症かどうか判断し治療を決定することもある。特定行為を行う看護師も手順書の内容だけでなく，川崎病の重症度を医師と確認しておくことは今後の治療を予測する上でも大切である。

急性期は主要症状を中心に病日とともにどのように変化するか観察する。また，表3-1（B　参考条項）にあるように，症状は多彩である。治療とともに心血管合併症の所見のみならず全身の症状変化を注意深く観察する。免疫グロブリン大量療法中は，アナフィラキシーショックや血栓形成，心負荷がかかるために，バイタルサインの変動に注意する。長期にわたる発熱で，体力を消耗し，口腔粘膜所見からも脱水になっていることもある。心電図モニターで不整脈の出現や波形の変化がある場合や超音波で冠動脈瘤

① 川崎病

本症は，主として4歳以下の乳幼児に好発する原因不明の疾患で，その症候は以下の主要症状と参考条項とに分けられる。

A 主要症状
1．5日以上続く発熱（ただし，治療により5日未満で解熱した場合も含む）
2．両側眼球結膜の充血
3．口唇，口腔所見：口唇の紅潮，いちご舌，口腔咽頭粘膜のびまん性発赤
4．不定形発疹
5．四肢末端の変化：（急性期）手足の硬性浮腫，掌蹠ないしは指趾先端の紅斑
　　　　　　　　　　（回復期）指先からの膜様落屑
6．急性期における非化膿性頸部リンパ節腫脹

6つの主要症状のうち5つ以上の症状を伴うものを本症とする。
ただし，上記6主要症状のうち，4つの症状しか認められなくても，経過中に断層心エコー法もしくは，心血管造影法で，冠動脈瘤（いわゆる拡大を含む）が確認され，他の疾患が除外されれば本症とする。

B 参考条項
以下の症候および所見は，本症の臨床上，留意すべきものである。
1．心血管：聴診所見（心雑音，奔馬調律，微弱心音），心電図の変化（PR・QTの延長，異常Q波，低電位差，ST-Tの変化，不整脈），胸部X線所見（心陰影拡大），断層心エコー図所見（心膜液貯留，冠動脈瘤），狭心症状，末梢動脈瘤（腋窩など）
2．消化器：下痢，嘔吐，腹痛，胆嚢腫大，麻痺性イレウス，軽度の黄疸，血清トランスアミナーゼ値上昇
3．血液：核左方移動を伴う白血球増多，血小板増多，赤沈値の促進，CRP陽性，低アルブミン血症，α2グロブリンの増加，軽度の貧血
4．尿：蛋白尿，沈査の白血球増多
5．皮膚：BCG接種部位の発赤・痂皮形成，小膿疱，爪の横溝
6．呼吸器：咳嗽，鼻汁，肺野の異常陰影
7．関節：疼痛，腫脹
8．神経：髄液の単核球増多，けいれん，意識障害，顔面神経麻痺，四肢麻痺

備考1．主要症状Aの5は，回復期所見が重要視される。
　　2．急性期における非化膿性頸部リンパ節腫脹は他の主要症状に比べて発現頻度が低い（約65％）
　　3．本症の性比は，1.3〜1.5：1で男児に多く，年齢分布は4歳以下が80〜85％を占め，致命率は0.1％前後である。
　　4．再発例は2〜3％に，同胞例は1〜2％にみられる。
　　5．主要症状を満たさなくても，他の疾患が否定され，本症が疑われる容疑例が約10％存在する。この中には冠動脈瘤（いわゆる拡大を含む）が確認される例がある。

第3章

表3-1　川崎病（MCLS，小児急性熱性皮膚粘膜リンパ節症候群）診断基準

（文献3より引用）

が出現した際には，治療の変更や追加が必要となる。

判断：治療により主要症状6項目がどの程度の改善を認めるか判断する。特に解熱の有無は大きな指標となる。免疫グロブリン不応例であれば追加治療が必要となる。また，免疫グロブリン投与中は点滴の漏れがないかをこまめに確認し，バイタルサインの変化とともに副作用の出現に注意する。

行動：免疫グロブリン投与による副作用や不応例ではさらになる医療的介入が必要であるため，速やかに医師に報告する。また疾患や治療に対する家族の理解を確認するとともに，家族への精神的支援を行う。

143

第3章　小児の臨床診断・治療の特性と演習

```
全身の症状変化の観察 ➡ 治療効果と治療の
                          副作用の確認      ➡ 副作用や治療不応例所見の
                                             報告と治療方針の確認
```

回復期における病状判断と想定される対応

評価：川崎病症状の再燃がないか，回復期にみられる所見（指先より膜様落屑）の変化を確認
する。発症から2〜3週間後に指先に膜様落屑がみられると，川崎病であったことを裏
付けるために，急性期が過ぎても丁寧な全身観察が必要である。また，アスピリン内服
量が急性期から減量されて，急性期離脱後にも定期的に内服できているかを評価する。
さらに胸痛などの心血管病変の症状の出現と心臓超音波検査による冠動脈瘤の出現を確
認する。冠動脈瘤は一般に発症後1週間前後からみられはじめ，発症後2週間後に最大
のことが多い。

判断：冠動脈瘤が出現すれば，アスピリン療法だけでなくワーファリン投与や血管拡張剤も併
用され，選択的冠動脈造影などが考慮される。

行動：適切なアスピリン内服量や超音波所見を確認しながら，今後の治療方針を医師に確認し
ておく。また，病状に応じて柔軟に対応できるように準備する。

```
症状経過の観察 ➡ 治療方針の確認 ➡ 回復期に移行してない場合はさらなる
                                      医療的介入の提案・考慮
```

❗ ワンポイントアドバイス

　川崎病の治療では大量の免疫グロブリン療法を使用するために予防接種のプランを延期する
必要がある。生ワクチンと不活化ワクチンでは接種開始時期が異なり，特に生ワクチンでは免
疫グロブリン投与後6ヵ月間は接種を控えるように指導される。また生ワクチンといっても
BCGは別扱いであるので，家族からの質問があった場合は主治医に確認するとよい。

☑ 関連する特定行為区分
- -
☐　栄養及び水分管理に係る薬物投与関連　　　☐　循環動態に係る薬剤投与関連
☐　感染に係る薬剤投与関連

☑ 特定行為に係る看護師のためのチェックポイント
- -
☐　主要症状の経時的変化の観察
☐　重症度と治療方針の確認
☐　治療中（免疫グログリン投与）のバイタルサインの変化
☐　アスピリンの適切な内服（内服量と定期内服）

① 川崎病

文献

1） 日本小児循環器学会学術委員会，川崎病急性期治療のガイドライン作成委員会．日本小児循環器学会研究委員会研究課題「川崎病急性期治療のガイドライン」（平成24年改訂版）．日本小児循環器学会雑誌．2012；28（suppl 3）．
2） 日本循環器学会．循環器病の診断と治療に関するガイドライン（2012年度合同研究班報告）川崎病心臓血管後遺症の診断と治療に関するガイドライン（2013年改訂版）．http://www.j-circ.or.jp/guideline/pdf/JCS2013_ogawas_d.pdf（2016年12月1日閲覧）
3） 厚生労働省川崎病研究班．川崎病（MCLS，小児急性熱性皮膚粘膜リンパ節症候群）診断の手引き（厚生労働省川崎病研究班作成改訂5版）．日本川崎病学会HP　http://www.jskd.jp/info/pdf/tebiki.pdf（2017年8月1日閲覧）

用語解説

■川崎病（MCLS，小児急性熱性皮膚粘膜リンパ節症候群）
川崎富作博士によって報告されたために一般に川崎病（Kawasaki disease：KD）といわれる。別名，小児急性熱性皮膚粘膜リンパ節症候群（mucocutaneous lymph-node syndrome：MCLS）ともいわれていた。日本人の名前が病名となった数少ない疾患の1つである。

■リスクスコア
川崎病では静注免疫グロブリン不応を予測するスコアが提唱されている。群馬スコア（小林スコア）や久留米大学スコアなどがある。群馬（小林）スコアでは5点以上が重症川崎病患者として免疫グロブリン大量療法にプレドニゾロン療法が併用される。

項目	しきい値	点数（点）
Na	133mmol/L 以下	2
AST	100 IU/L 以上	2
治療開始（診断）病日	4病日以前	2
好中球比率（%）	80% 以上	2
CRP	10mg/dL 以上	1
年齢・月齢	12ヵ月以下	1
血小板数	30万 /mm³以下	1

合計5点以上を重症川崎病とする。

群馬大学のリスクスコア（小林スコア）

第3章

145

第3章　小児の臨床診断・治療の特性と演習

② 腸重積症

症例
1
10ヵ月，男児。生来健康。数日前から胃腸炎に罹患していた。突然，数時間前から不機嫌，嘔吐がみられはじめ救急外来を受診した。外来では機嫌は良好なため，流行しているウイルス性胃腸炎の影響との判断で一旦帰宅となった。しかし帰宅後しばらくすると，間欠的に啼泣を認め，嘔吐だけでなくイチゴゼリー状の粘血便を認めたために再度受診した。右側腹部に腫瘤を認め，腹部超音波検査でTarget signを認めた。腸重積症の診断で非観血的整復が行われ，経過観察のために入院となった。

病態生理[1]：口側腸管が肛門側腸管に引き込まれ，腸管壁が重なり合った状態を腸重積と称し，腸重積によって引き起こされる腸閉塞症を腸重積症と定義される[1]。6ヵ月以上6歳未満に多く，特に1歳未満の男児に多い（男女比：2：1）。Meckel憩室，重複腸管，良性ポリープ，血管性紫斑病などの器質的病変が病的先進部となるものがあるが，器質的病変を有さない特発性腸重積症もある。5歳以上での年長児の腸重積症では器質的病変を有することが多い。6ヵ月未満の腸重積症ではロタウイルスの予防接種に関係して発症することもあり，予防接種についての問診も重要なこともある。特発性腸重積症であっても，アデノウイルス感染や細菌性腸炎などの先行感染をもつものも多い。腸重積症の三徴は，腹痛（不機嫌），嘔吐，血便であるが，初診時に三徴の全てが揃うとは限らない。

　超音波検査ではtarget sign，pseudokidney signの所見がみられる。超音波検査は感度・特異度とも100％近くあり，腸重積症のスクリーニング検査として有用である。治療はX線透視下非観血的整復術（バリウムあるいは空気整復）であるが，最近では超音波下で行われることもある。初発症状からの経過時間が長く腸管壊死や穿孔している場合，非観血的整復術で整復できない場合は手術となる。

評価・判断・行動

急性期における病状判断と想定される対応

評価：腸重積症と診断されても，初発症状からの経過時間が長ければ腸管壊死や穿孔している可能性もあるため，時間経過は大切である。また，腸重積症では脱水やショックになっている症例もあるため，重症度評価（表3-2）も大切である。

判断：主要症状の有無だけでなく，整復や手術までの症状変化（腹部膨満，腹痛の程度，間隔，嘔吐や粘血便の量と性状などの変化）にも注意する。また意識・顔色・バイタルサ

② 腸重積症

重症	全身状態が不良，または腸管壊死が疑われる以下のいずれかの状態を有する。 　1）ショック症状 　2）腹膜炎症状 　3）腹部単純X線写真で遊離ガス像
中等度	全身状態が良好で，腸管虚血の可能性を示す以下のいずれかの条件を有する。 　1）初発症状からの経過時間が48時間以上 　2）生後3ヵ月以下 　3）先進部が脾彎曲部より肛門側 　4）回腸回腸結腸型 　5）白血球増多（＞20,000/μL），CRP高値（＞10mg/dL） 　6）腹部単純X線写真で小腸閉塞 　7）超音波検査で以下のいずれかの所見 　　　血流低下，腸管重積部の液体貯留，病的先進部の存在。
軽症	全身状態良好で，「重症」「中等度」の基準を満たさないもの。

表3-2　小児腸重積症の重症度評価基準

（文献1より引用）

イン，毛細血管充満時間（capillary refilling time：CRT），ツルゴール，粘膜症状，電解質異常などから脱水やショックがないか判断する。

行動：重症度評価をもとに医師の指示あるいは手順書に従い，手術や整復が円滑に進むように準備する。脱水やショックがあれば手術や整復前に十分補正していく必要がある。

速やかな整復・手術準備と症状変化の観察　➡　整復・手術前に脱水やショックの評価　➡　輸液による改善 円滑な整復・手術

回復期における病状判断と想定される対応

評価：腸重積症に対する整復が順調にできたとしても，退院までに再発することがある。特に器質的疾患を有する場合は再発しやすい。また，整復中に腸管穿孔も起こることがある。特に6ヵ月未満の乳児や症状経過が長いものは穿孔しやすい。整復後にも脱水やショックがみられる場合がある。手術が選択された場合は，他の消化器手術同様に評価していく。

判断：症状変化に注意しながら，脱水やショックがないか急性期同様に判断する。また，食事の開始についても医師の手順書と照らし合わせ，可能かどうか判断する。

行動：整復後も全身状態が改善しない場合や再発を示唆する症状を呈する場合は，速やかに医師に報告し，必要な医療的介入を提案し，看護的介入を実践する。

整復・術後の症状経過の観察　➡　症状評価と再発の可能性の評価 脱水やショックの評価と介入　➡　さらなる医療的介入の提案や看護的介入の実践

147

第3章　小児の臨床診断・治療の特性と演習

⚠ ワンポイントアドバイス

　腸重積を身体所見で判断していくことは非常に難しい。稀ではあるが血管性紫斑病による腹痛も腸重積を呈することもある。腹部症状の経時的変化を丁寧に観察することは大切である。

☑ 関連する特定行為区分

- ☐　栄養及び水分管理に係る薬物投与関連
- ☐　感染に係る薬剤投与関連（細菌性腸炎の場合）

☑ 特定行為に係る看護師のためのチェックポイント

- ☐　臨床症状の経時的変化の観察
- ☐　脱水やショックがないか重症度評価
- ☐　整復・術後の症状の改善と再発の可能性

文献
1）　日本小児救急医学会 監．日本小児救急医学会ガイドライン作成委員会 編．エビデンスに基づいた小児腸重積症の診療ガイドライン．東京，ヘルス出版，2012．

用語解説

■target sign, pseudokidney sign
いずれも腸重積症の際にみられる超音波所見。腸管の陥入像によって，腸の断面像が的（Target）のようにみえ，長軸像では腎臓に似た像（Pseudokidney）にみえることから表現される。
■回腸結腸型，回腸回腸結腸型，小腸小腸型，結腸結腸型
腸重積症の病型のことで重複部位で4つに分類されている。回腸結腸型は回腸末端が結腸に重積する最も多い型である。回腸回腸結腸型は，回腸回腸重積が先進部になってさらに結腸に達したもので，非観血的整復が困難なことが多い。

③ 脱水

症例 1　1歳，男児。生来健康。昨日から嘔吐を頻回に認め，入眠しがちであった。本日早朝から水様性下痢を認め，徐々に活気がなくなってきたために小児科外来を受診した。血便はないものの白色便で酸性臭であった。児だけなく両親とも悪心を認めている。尿量は減り，皮膚のツルゴールは低下，毛細血管充満時間は4秒と延長していた。口腔粘膜はひどく乾燥し，眼球も陥凹していた。血液ガス検査では代謝性アシドーシスで，血糖値も35mg/mLで低血糖も併発していた。

③ 脱水

病態生理：脱水の病態や治療管理は小児も成人も基本は同じであるが，以下の3つの理由から成人より脱水になりやすい。

❶小児は体内の水分含有量が多く，細胞外液が細胞内液よりも多いため。

❷小児の体重当たりの必要水分量が多いため。

❸腎機能が未熟であるため。

　一般に成人の水分含有量は体重の60%であるが，新生児では80%，乳児は70%で，小児は体内の水分含有量が多い。さらに，成人では体内水分含有量60%のうちの40%が細胞内液で20%が細胞外液であるが，新生児では体内水分含有量80%のうちの35%が細胞内液で45%が細胞外液で，乳幼児の細胞外液が細胞内液よりも多くなる。また小児の体重当たりの必要水分量が多く，生活のために成人より多くの水分を必要とする。例えば，成人の必要水分量は30〜40mL/kgに対して，新生児では約150mL/kg，1歳では100〜120mL/kg，3歳で100mL/kgである。さらに腎臓の濃縮能，電解質の調節機能が未熟なために，脱水の際には酸塩基バランス異常や電解質異常をきたしやすく，成人の脱水より重症化しやすい。

　脱水の管理では，まず重症度（表3-3）を見極めることが大切である。脱水で低血圧を呈している場合はすでに重症なショックの状態であり，脱水によるショックでは血圧が保たれている代償性ショックの段階で介入することが重要である。脱水が軽症であれば経口補水液で対応できることもあるが，重症では繰り返し輸液を必要とすることもある。

　脱水管理では時間経過の病状変化も重要である。診察や処置を待っている間にも増悪していくこともある。また治療で一旦脱水が改善しても，嘔吐や下痢などが原因で，容易に治療前よりもさらに重症な脱水となることもある。水分の不足だけでなく，酸塩基平衡のアンバランスや電解質異常，低血糖を生じることもある。摂食不良の脱水では低血糖を併発しているだけでなく，脱水の治療中に糖分を含まない大量輸液を行っても低血糖を生じ，輸液による過剰な糖負荷をすれば高血糖にもなる。脱水管理では治療の前後で血糖管理も疎かにしてはならない。

		軽症	中等度	重症
体重減少	乳幼児	<5%	5〜10%	>10%
	年長児	<3%	3〜9%	>9%
意識状態		正常	正常	傾眠傾向
尿量		やや低下	減少	無尿
大泉門		平坦-軽度陥凹	陥凹	高度陥凹
皮膚・粘膜	ツルゴール	正常	低下	かなり低下
	口腔粘膜	正常・口渇	乾燥・口腔粘膜乾燥	乾燥・口腔粘膜乾燥
循環	心拍数	軽度頻脈傾向	頻脈	頻脈
	血圧	正常	正常-軽度低下	低下
	CRT	迅速	2〜3秒程度	4秒以上
治療（目安）		経口補水液	経口補水液・静脈輸液	静脈輸液

表3-3　脱水の臨床症状と重症度

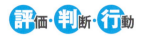

急性期における病状判断と想定される対応

評価：脱水の重症度（表3-3）をもとに，脱水の程度を評価する。ツルゴール低下あるいはCRTの延長は脱水の極めて良い指標であるが，意識状態や粘膜の乾燥，心拍数，血圧など多角的に評価することが大切である。また，繰り返す嘔吐や高度脱水では，低血糖になっていることもあるために，血糖評価も行う。

判断：脱水の重症度をもとに，担当医から指示を確認する。脱水・低血糖は時間経過とともに急激に増悪することもあるため，脱水の重症度に即した指示であるのか判断する。

行動：輸液治療では，どの程度の輸液量をどの程度の点滴速度で補充するのか，医師に確認する。高度脱水や低血糖では，一回の輸液で改善しないことが多く，輸液療法を繰り返す必要がある。また，脱水が改善しても，ナトリウムやカリウムなどの電解質バランスの崩れや血糖の変動があるために，繰り返し再評価することが大切である。低張性脱水での低ナトリウム血症を急激に補正すると浸透圧性脱髄症候群を起こすこともある。単なる盲目的な補正は危険である。小児・成人を問わず，看護師特定行為として，脱水に関する治療は日常遭遇しやすいが，その補正に慎重かつ注意深さが必要である。さらに脱水に対する経口補水液や輸液療法は対症療法に過ぎない。脱水だけが単独で生じることはなく，胃腸炎や腸重積などの消化管疾患，頭部外傷など様々な疾患の一症状であることも多いため，治療とともに他の疾患も考慮してケアする必要がある。

脱水改善の観察，低血糖の有無 ⇒ さらになる輸液・糖水の追加治療の検討 血糖や電解質異常の検討 ⇒ 原因疾患の検索

回復期における病状判断と想定される対応

評価：輸液療法で一時的に脱水が改善しても，胃腸炎などの原疾患が治癒しないと再度増悪する。回復期であっても脱水の評価を繰り返すとともに，胃腸炎などの原疾患の治療も大切である。

判断：症状変化に注意しながら，急性期同様に判断する。嘔吐や下痢がある場合は，食事の開始について医師の手順書と照らし合わせ，可能かどうか判断する。

行動：整復後も全身状態が改善しない場合や再発を示唆する症状を呈する場合は，速やかに医師に報告し，必要な医療的介入の提案と看護的介入を実践する。また，胃腸炎などの感染症が原因であれば，養育者である家族も罹患する可能性もあるため，感染対策の指導も行う。

④ 喘息・細気管支炎

症状経過の繰り返し観察 ➡ 再評価と介入 ➡ さらなる医療的介入の提案
家族への感染対策

❗ ワンポイントアドバイス

　輸液の組成は，輸液製剤によって様々である。医師は脱水の種類や程度によって輸液製剤を選択している。輸液製剤の組成の一覧を確認しておくと，医師の治療の意味をより理解できる。

✅ 関連する特定行為区分

☐　栄養及び水分管理に係る薬物投与関連

✅ 特定行為に係る看護師のためのチェックポイント

☐　脱水や低血糖がないか重症度評価　　☐　胃腸炎などの原疾患の評価
☐　治療の効果と経時的変化の観察

用語解説

■ツルゴール（turgor）
皮膚の張りと緊張のことで，脱水では，皮膚の張りや緊張（ツルゴール）が低下する。高齢者では，もともと皮膚の張りが低下しているため，判定しづらいこともあるが，一般に小児では簡便に判断できる。
■浸透圧性脱髄症候群
細胞外液が低張である低ナトリウム血症では，水が細胞内に移行し細胞は水が過剰となる。この状態で急激にNaを補正し細胞外液が高張となると水が細胞内から細胞外へ急激に移動し，細胞内脱水の状態となる。中枢神経でこの状態となると神経細胞が脱髄性変化を起こし，不可逆性の神経障害を呈することがある。電解質補正には慎重を期すことが大切である。

④ 喘息・細気管支炎

症例1　10歳，女児。喘息あり（ハウスダスト，花粉のアレルギー）。半年ぶりに母親の実家に行くと，夜間に咳嗽と呼吸苦を認めた。徐々に増強してきたために救急外来を受診した。陥没呼吸・肩呼吸で会話も困難であった。SpO_2は90％。母の実家では猫を飼っていた。半年前までかかりつけ医で喘息薬を定期内服をしていたが，最近は怠薬していた。

第3章　小児の臨床診断・治療の特性と演習

| 症例 2 | 4ヵ月，男児。生来健康。数日前から鼻閉・咳嗽を認めた。徐々に鼻閉・増強し，哺乳力も低下したために救急外来を受診した。発熱はないものの，陥没呼吸，呼気性喘鳴を認め，SpO_2も90％であった。RSウイルス迅速検査は陽性であった。なお，3歳の兄は1週間前から感冒症状を認めていた。 |

病態生理

気管支喘息[1),2)]：発作性に起こる気道狭窄によって，喘鳴や呼気延長，呼吸困難を繰り返す疾患である。喘息の病態は，特定の遺伝素因に環境素因が作用することで発症するとされ，①気道の慢性炎症，②気道過敏性の亢進，③気道のリモデリングが関与している。小児と成人の喘息は基本的に同じ病態であるが，小児の喘息はアトピー型が多く，非発作時のピークフロー値も重症度に変わらず正常であることが多い。小児の喘息の診断は臨床症状（反復する呼気性喘鳴，呼気延長を伴う呼吸困難など，咳嗽），遺伝素因，アトピー素因，呼吸機能検査などを参考に総合的に診断される。呼吸機能検査は成人では一般的な検査であるが，小児では学童前（5〜6歳）にならないと適切に検査できない。乳幼児では喘息以外でも喘鳴をきたす疾患があるために診断は容易ではない。

　小児気管支喘息治療・管理ガイドライン[2)]では小児喘息の発作強度を4つに分類している（表3-4）。特にSpO_2値（年齢的に可能であればピークフロー値あるいはフローボリューム曲線）は客観的指標として重要である。中発作までは外来で治療可能なことも多いが，大発作以上では早期に入院管理が必要となる。外来での治療基本は，①酸素投与，②短時間作用型β_2刺激剤の吸入，③ステロイド全身投与（経口／静注）である。入院治療も外来治療と同様に，前述を繰り返すことであるが，状態によってはイソプロテレノール持続吸入や人工呼吸器管理となることもある。ときに気胸や皮下気腫を伴うこともあるため，呼吸状態の観察は怠ってはならない。

　一般に小児喘息の重症度は，直近半年から1年の喘息の症状の程度，頻度で判定される。間欠型，軽症持続型，中等症持続型，重症持続型，最重症持続型の5つに分類され（表3-5），それぞれの治療ステップが開始目安として決められている。小児喘息のコントロール評価は，1ヵ月程度の間の症状の程度や頻度を評価する。「軽微な症状」，「明らかな喘息発作」，「日常生活の制限」，「β_2刺激薬の使用」の4項目によって「良好」，「比較的良好」，「不良」の3段階で評価するが，詳細はガイドライン[2)]を参照してほしい。

　小児喘息の日常管理は薬物治療だけなく，生活スタイル，環境整備，患者（家族）教育支援も大切である。発作時対応だけなく，日常管理の重要性を忘れてはならない。

細気管支炎：細気管支（肺胞に近い細い気管支）が炎症の主体となる下気道炎で，乳幼児で起こりやすい。喘鳴を呈する代表的な疾患の1つであり，乳幼児では気管支喘息と区別が困難なことが多い。細気管支に炎症が起こると分泌物により気道の閉塞症状を呈し，無気肺，閉塞性肺気腫や無呼吸を起こす。特に乳児や基礎疾患のある児では重篤になりやすく，人工呼吸器管理が必要なことがある。代表的な炎症の原因はRSウイルス感染である。治療は喘息と類似しているが，気管支喘息と異なり，ステロイド投与の効果に関しては否定的な臨床研究が多い。

④ 喘息・細気管支炎

		小発作	中発作	大発作	呼吸不全
呼吸の状態	喘鳴	軽度	明らか	著明	減少／消失
	陥没呼吸	なし〜軽度	明らか	著明	著明
	呼気延長	なし	あり	明らか	著明
	起坐呼吸	横になれる	座位を好む	前屈みになる	
	チアノーゼ	なし	なし	可能性あり	あり
	呼吸数	軽度増加	増加	増加	不定
覚醒時における小児の正常呼吸数の目安		＜2ヵ月　　＜60/分 2〜12ヵ月　＜50/分 1〜5歳　　＜40/分 6〜8歳　　＜30/分			
呼吸困難感	安静時	なし	あり	著明	著明
	歩行時	急ぐと苦しい	歩行時著明	歩行困難	歩行不能
生活状態	話し方	一文区切り	句で区切る	一語区切り	不能
	食事の仕方	ほぼ普通	やや困難	困難	不能
	睡眠	眠れる	時々目を覚ます	障害される	
意識障害	興奮状況	正	やや興奮	興奮	錯乱
	意識低下	なし	なし	ややあり	あり
ピークフロー	吸入前	＞60%	30〜60%	＜30%	測定不能
	吸入後	＞80%	50〜80%	＜50%	測定不能
SpO_2（大気中）		96%以上	92〜95%	≦91%	＜91%
$PaCO_2$		＜41mmHg	＜41mmHg	41〜60mmHg	＞60mmHg

表3-4　小児の喘息強度の判定基準

（文献2より引用）

重症度	症状程度と頻度
間欠型	年数回，季節性に咳嗽，軽度喘鳴が出現する 時に呼吸困難を伴うことがあるが，$β_2$刺激薬の頻用で短期間で症状は改善し，持続しない
軽症持続型	咳嗽，軽度喘鳴が1回/月以上，1回/週未満 時に呼吸困難を伴うが，持続は短く，日常生活が障害されることは少ない
中等症持続型	咳嗽，軽度喘鳴が1回/週以上，毎日は持続しない 時に中・大発作となり日常生活や睡眠が障害される
重症持続型	咳嗽・軽度喘鳴が毎日持続する 週に1〜2回，中・大発作となり日常生活や睡眠が障害される
最重症持続型	重症持続型に相当する治療を行っていても症状が持続する しばしば夜間の中・大発作で時間外受診し，入退院を繰り返し，日常生活が制限される

表3-5　治療前の臨床症状に基づく小児気管支喘息の重症度分類

（文献2より引用）

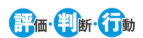

気管支喘息（急性期）における病状判断と想定される対応

評価：喘息では，発作強度を評価し治療が選択されるために，表にある項目を評価することは大切である。呼吸状態などの身体的評価とともにSpO_2は客観的指標として大切である。

第3章　小児の臨床診断・治療の特性と演習

SpO₂値は酸素投与量の決定にも重要で持続モニタリングするとよい。また，発作の誘因や日頃の喘息管理状況などの確認も忘れてはならない。発作時はβ_2受容体選択刺激剤の吸入が行われるが，乳幼児では嫌がり吸入がうまくできないこともある。治療が適切にできているか確認することが重要である。また，突然の呼吸困難で不安となり，さらに呼吸状態を増悪させることもある。

判断：表3-4にある発作強度の判定基準で判断する。すなわち，呼吸の状態（喘鳴，陥没呼吸，呼気延長，起坐呼吸，チアノーゼ，呼吸数），呼吸困難感，生活の状態（話し方，食事の仕方，睡眠），意識障害，ピークフロー（可能ならば），SpO₂，血液ガス（PaO₂）。

行動：治療により発作強度が改善しない場合や一旦改善しても増悪する場合は，速やかに医師に報告し，必要な医療的介入を提案し，看護的介入を実践する。

> 発作強度の評価
> 原因や増悪因子の把握
> 児の不安の把握
> ➡
> 吸入や酸素投与が有効にできているかを確認
> 治療効果の判定
> ➡
> さらなる治療の提案

気管支喘息（慢性期）における病状判断と想定される対応

評価：発作の誘因や日頃の喘息管理状況などを確認する。発作がない時は怠薬や生活環境の乱れも起こりやすい。患者や家族の病気に対するコンプライアンスも評価する。

判断：小児気管支喘息の重症度分類や喘息コントロール状態を評価する。

行動：治療により発作強度が改善しない場合や一旦改善しても増悪する場合は，速やかに医師に報告し，生活指導，必要な医療的介入を提案し，看護的介入を実践する。

> 喘息の管理状況
> 病気に対する
> コンプライアンス
> ➡
> 重症度や
> コントロール状態の評価
> ➡
> 生活指導
> さらなる治療の提案

急性細気管支炎（急性期）における病状判断と想定される対応

評価：身体評価は喘息の項目と違いはないが，細菌やウイルス感染が原因となっているために，発熱や炎症など感染の程度にも注意する。また，兄弟の有無や感冒の状況や集団保育歴も確認していく。RSウイルス感染では，大量の分泌のために気道閉塞，無気肺，肺気腫だけでなく，無呼吸，中耳炎や心筋炎なども起こすこともあり，呼吸状態以外の全身評価も忘れてはならない。またSpO₂値は酸素投与量を判断する客観的な評価指標であるが，あくまでも酸素化の目安であり，陥没呼吸の程度や二酸化炭素の貯留は反映されにくい。特に酸素投与下でSpO₂ 100%を示す場合は，呼吸状態が悪化してもSpO₂

④ 喘息・細気管支炎

100%のままで増悪変化に気がつきにくい。SpO$_2$値だけで呼吸状態を判断しないことが大切である。

判断：喘息の重症度分類を参考に呼吸状態を判断するだけでなく，全身状態の評価，哺乳や入眠の状態で病状を判断する。

行動：治療によって，改善しない場合は，速やかに医師に報告し，必要な医療的介入を提案し，看護的介入を実践する。また，周囲への感染予防を行う。

呼吸状態の観察，感染の程度 ➡ 症状の変化の確認 ➡ さらなる医療的介入の提案の考慮 感染予防

❗ ワンポイントアドバイス

多感な時期である中高校生の喘息は，生活環境の乱れや怠薬があったり，喘息発作時も我慢することがあり，発作強度が高い状態で来院することもある。実際，喘息死は乳幼児よりは学童後半から中学生，高校生に多いとされる。日頃の管理こそが喘息管理の肝である。

✅ 関連する特定行為区分

☐ 呼吸器（気道確保に係るもの）関連：人工呼吸器管理する場合
☐ 呼吸器（人工呼吸療法に係るもの）関連：人工呼吸器管理する場合
☐ 動脈血ガス分析関連：動脈ラインがある場合
☐ 感染に係る薬剤投与：感染のために抗菌薬投与がされている場合

✅ 特定行為に係る看護師のためのチェックポイント

☐ 喘息の発作強度，重症度の確認　　　☐ 患者（家族）のコンプライアンス
☐ 生活環境や長期治療の状況確認

文献

1）日本小児難治喘息，アレルギー疾患学会 編．チーム医療と患者教育に役立つ　小児アレルギーエデュケーターテキスト　基礎篇　改訂第2版．東京，診断と治療社，2016.
2）日本小児アレルギー学会．小児気管支喘息治療・管理ガイドライン2012．東京，協和企画，2012.

用語解説

■リモデリング（remodeling）
気管支の慢性炎症のために，気道の繊維化や気道平滑筋の肥厚に関与し，不可逆的な気道組織の不可逆的変化のこと

第3章　小児の臨床診断・治療の特性と演習

⑤ 小児の人工呼吸器管理中のトラブル

症例 1　2歳，男児。小児集中治療室に入院中。重症RSウイルス感染症による急性呼吸不全で，人工呼吸器管理がされていた。内径4.5mmの気管チューブで挿管され，口角13.5cmで固定されていた。児の体動とともに，突然SpO$_2$が80%後半に低下し，徐脈となった。医師に緊急コールするとともに，直ちに人工呼吸器から流量調節型バッグによる用手換気に変更したが，改善しなかった。速やかに全身評価をしながら，以下の対応をした。

気管チューブの閉塞確認（Obstruction）の場合

気管チューブの口角での位置は13.5cmで正しい位置にあったが，用手換気をしても胸郭の上がりや呼吸音は左右ともに不良であった。気管チューブ内を吸引すると，粘稠な分泌物が大量に吸引された。吸引後，胸郭の上がりも良好となり，SpO$_2$も心拍数も改善した。体動に伴い，気管内分泌物が気管チューブを閉塞したと考えられた。

緊張性気胸（Pneumothorax）の場合

気管チューブの口角での位置は13.5cmで正しい位置にあり，気管チューブ内の閉塞はなかった。用手換気をしても右の胸郭の動きは悪く，同側の呼吸音が不良であった。胸郭を打診してみると，右胸郭には鼓音があり，頸静脈の怒張もあった。医師は右側の緊張性気胸を疑い，鎖骨中線第2肋間に胸腔穿刺した。その後バイタルサインは急速に改善した。引き続き胸腔ドレーンが挿入された。突然の体動に伴い，気管チューブが一時的に深くなり，右肺に緊張性気胸を起こしたと考えられた。

病態生理：小児の人工呼吸管理では，年齢や体格により気管チューブの太さや固定の深さ，換気量や換気回数も異なる。また，気管チューブも年齢や使用用途によりチューブにカフがあったりなかったりする。人工呼吸管理中の急変時対応では，これらのことを理解のうえ，気管チューブの位置異常（Displacement），チューブの閉塞（Obstruction），緊張性気胸（Pneumothorax），機器異常（Equipment）などを鑑別する必要がある。小児二次救命処置（pediatric advanced life support：PALS）では，このようなトラブルシューティング対して，全身評価を行った上でDOPEアプローチ[1]を提案している（表3-6）。

　Displacement（気管チューブの位置異常）は計画外抜管，片肺挿管，チュース先端の壁当たりで生じ，その対策のためには児の体格にあった気管チューブの太さや深さを理解しておかなければならない（表3-7）。また経口挿管と経鼻挿管ではチューブの深さが異なることや，気管チューブのカフの有無でもチューブの太さが異なることを知っておく必要がある。

156

⑤ 小児の人工呼吸器管理中のトラブル

D	Displacement	気管チューブの位置異常
O	Obstruction	気管チューブの閉塞
P	Pneumothorax	（緊張性）気胸
E	Equipment	機器異常や問題

表3-6 DOPEアプローチ

年齢	チューブサイズ (ID mm)	チューブ固定位置の先端からの長さ（cm）	
		経口（門歯）	経鼻（外鼻孔）
新生児（未熟児除く）	3.0	9～10	10～11.5
1～6ヵ月	3.0	10	11.5
7～12ヵ月	3.5	11	12.5
1歳	4.0	12	15
2歳	4.5	13	16
3歳	4.5	13	16
4歳	5.0	15	18
5歳	5.0	15	18
6歳	5.5	16	19
7歳	5.5	16	19
8歳	6.0 6.5 7.5	17 18 21～	20 21 24～

これらはあくまでも目安。臨床所見に加えて，正しい姿勢（頭が前屈すると1椎体程度チューブが深くなる）で撮影された胸部X線で気管チューブの位置を修正する必要がある。

表3-7 人工呼吸器管理中の急変時対応

（文献2より一部引用改変）

　Obstruction（気管チューブの閉塞確認）は乾燥分泌物によるチューブ閉塞や屈曲などで起こる。気管内吸引やファイバースコープで閉塞を確認する。そのためには各気管チューブに適した吸引チューブのサイズ（Fr）や閉塞しやすい部位（多くは気管チューブの先端部である）を事前に理解しておく必要がある。

　Pneumothorax（緊張性気胸）は，成人より判断が大変難しい。患側の胸郭で呼吸音が減弱し，動きも悪く，鼓音などを認めるが，低年齢になるほど，特徴とされる頸静脈の怒張や気管の変位がわかりにくい。症例のように余裕がない状況では胸部X線検査による診断を待つ余裕なく，診断・治療しなくてならないこともある。また，緊張性気胸では胸腔穿刺に引き続き，胸腔ドレーンが挿入されることが多い。その管理は成人と大きく変わらないが特定看護師はこの管理について精通しておく必要がある。

　Equipment（機器不良）の際には，直ちに用手換気に変更し改善すれば解決する。しかし，その児にあった適切な用手換気ができることが条件となる。

第3章　小児の臨床診断・治療の特性と演習

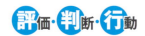

急変時における病状判断と想定される対応

評価：人工呼吸器使用中の児が突然急変した際には，まず100%酸素による用手換気に切り替えを行った上で，速やかに医師の緊急コールを行うが，その間に全身評価を行う。全身評価（ABCDE評価）は，気道開通（A：Airway），呼吸（B：Breathing），循環（C：Circulation），神経（D：Disability），体表（E：Exposure）であり，数十秒程度で速やかに行う。呼吸障害やショックの評価をした上で，詳細観察としてDOPEアプローチで評価する。

判断・行動：DOPEアプローチを行いながら，急変の原因を特定する。体格によってそれぞれの基準値が異なるので，小児の急変の原因を判断するには細かく正確な知識が要求される。また緊張性気胸であれば，脱気のために胸腔穿刺や胸腔ドレーンの挿入準備を医師の指示のもと速やかに行う。

100%酸素による用手換気
全身評価（ABCDE評価）の観察 ➡ DOPEでの原因特定 ➡ 原因に対する対応とその準備

❗ ワンポイントアドバイス

明らかな急変原因がわかっている場合はよいが，不確定な時こそ，100%酸素による用手換気しながら，全身評価（ABCDE評価）を行い，異常を見つける。DOPEアプローチばかり注目しがちであるが，全身評価をしておくことが大切である。

✅ 関連する特定行為区分

- ☐ 呼吸器（気道確保に係るもの）関連
- ☐ 呼吸器（人工呼吸療法に係るもの）関連
- ☐ 呼吸器（長期呼吸療法に係るもの）関連：気管カニューレでのトラブル
- ☐ 胸腔ドレーン管理関連：緊張性気胸の管理

✅ 特定行為に係る看護師のためのチェックポイント

- ☐ 急変時こそ全身評価を疎かにしてはならない
- ☐ 年齢や体格にあった気管チューブの太さや深さを理解している
- ☐ 気胸の際の胸腔穿刺の準備，胸腔ドレーンの管理ができる
- ☐ 体格に応じた正しい用手換気ができる

⑥ 熱性けいれん・てんかん

文献

1）American Heart Association. PALS プロバイダーマニュアル AHA ガイドライン2010準拠. 東京, シナジー, 2013.

2）宮坂勝之 著・編集・翻訳. 日本版 PALS スタディガイド 改訂版 小児二次救命処置の基礎と実践. エルゼビア・ジャパン, 2013.

用語解説

■DOPE
本来，DOPEとはマリファナ・麻薬の意味で，ドーピングのDOPEのことである。DOPEに例えて，人工呼吸器の急変時対応のステップ（Displacement, Obstruction, Pneumothorax, Equipmentの頭文字）を表現している。

■吸引チューブのサイズ（Fr）
吸引チューブの太さを表すサイズは，Fr（フレンチサイズ）である。8Fr吸引チューブとはチューブの外周が8.0mmのサイズを意味し，外径では約2.5mm程度となる。チューブの大きさの余裕を考慮して，内径4.0mmの挿管チューブを吸引する際には，適切な吸引チューブサイズとなる。一般に挿管チューブの内径（mm ID）の2.0～2.5倍のサイズが吸引チューブのサイズとしてちょうど良いとされる。

⑥ 熱性けいれん・てんかん

第3章

症例 1　熱性けいれん

1歳，男児。生来健康。数時間前から発熱した。かかりつけ医を受診したところ，感冒の診断で解熱剤を処方された。帰宅後，しばらくして，突然全身性強直間代発作を認めた。すぐに救急車をコールした。けいれん発作は左右対称で，眼球も上転していたが，数分程度で頓挫した。けいれん数分後には意識も回復し，救急隊到着時には，座位で啼泣していた。父親も幼少期に発熱時のけいれんの既往があった。

症例 2　てんかん

13歳，男子。もともとてんかんを罹患。夜の入浴中に突然倒れ，四肢を硬直させた。物音に家族が気づき駆け寄ると，意識はなく，眼球は左に偏位して倒れていた。救急車で救急外来に運ばれたが，けいれんは依然持続した。医師は酸素投与しながら抗けいれん薬を静注した。けいれんは約45分で頓挫した。けいれん重積の診断で入院となった。もともと抗けいれん薬を定期内服していたが，中学に進学してからけいれん発作がないことから怠薬することが多かった。明日から期末試験が予定されており，ここ数日は睡眠不足であった。

第3章　小児の臨床診断・治療の特性と演習

病態生理

熱性けいれん[1]：主に6ヵ月から60ヵ月までの乳幼児期に起こる，通常は38℃以上の発熱に伴う発作性疾患（けいれん性，非けいれん性を含む）で，髄膜炎などの中枢神経感染症，代謝異常，その他明らかな発作の原因がみられないもので，てんかんが除外されるものと定義される。有病率は諸外国で2～5％とされるが，日本では7～11％と，諸外国に比較して高い有病率である。原因は脳の未熟性や遺伝素因が考えられている。熱性けいれんは単純型と複雑型に分類される（表3-8）。熱性けいれんの再発率は3割程度である（表3-9）。複雑型熱性けいれんの場合は，2～7％のてんかんを発症することがあり，脳波などの検査が必要なこともある。熱性けいれんを起こしたからといって，直ちに抗けいれん薬の適応となるわけではない。複雑型熱性けいれんの場合や複数回けいれん発作を繰り返す場合にジアゼパム（ダイアップ®）応急投与や抗けいれん薬（バルプロ酸ナトリウム，フェノバルビタール）の持続投与が選択される。単純性熱性けいれんは基本的には良性疾患であることを家族が理解し，過度な不安が生じないようにすることが必要である。

てんかん[2]：大脳ニューロンの異常活動による一過性の神経発作（てんかん）を誘因なく繰り返す慢性疾患である。てんかん及びてんかん発作は表3-10のように定義されている。てんか

熱性けいれんのうち，以下の3項目の1つ以上をもつものを複雑型熱性けいれんとして定義し，これらのいずれにも該当しないものを単純型熱性けいれんとする。

> 焦点性発作（部分発作）の要素
> 15分以上持続する発作
> 一発熱機会内の，通常は24時間以内に複数回反復する発作

表3-8　単純型と複雑型熱性けいれん

（文献1より引用）

熱性けいれんの再発予測因子は以下の4因子である

> 両親いずれかの熱性けいれん家族歴
> 1歳未満の発症
> 短時間の発熱-発作間隔（概ね1時間以内）
> 発作時体温が39℃以下

いずれかの因子を有する場合，再発の確率は2倍以上となる。
再発予測因子をもたない熱性けいれんの再発率は約15％である。なお再発予測因子を有する症例も含めた熱性けいれん全体の再発率は約30％である。

表3-9　熱性けいれんの再発頻度と再発予測因子

（文献1より引用）

	定義
てんかん発作	脳内の異常に過度の，または同期的なニューロン活動による一過性の徴候and/or症状の発現である。
てんかん	てんかん発作を起こす持続的傾向とその状態による神経生物的・認知的・心理的・社会的帰結によって特徴づけられる脳の障害である。この定義ではてんかん発作が少なくとも1回起こることが必要である。

表3-10　てんかんとてんかん発作の定義

（文献2より引用）

⑥ 熱性けいれん・てんかん

全般発作	発作タイプ
	（1）強直・間代発作
	（2）欠神発作 （定型欠神発作，非定型欠神発作，特徴を有する欠神発作）
	（3）ミオクローヌス発作 （ミオクローヌス発作，ミオクローヌス脱力発作，ミオクローヌス強直発作）
	（4）間代発作
	（5）強直発作
	（6）脱力発作
焦点発作	1981年てんかん分類では，意識障害の有無で複雑部分発作，単純部分発作，全般発作に進展するものを二次性全般化発作の3つに分類されていたが，2010年の分類大綱で総称して焦点発作となった
分類不明の発作	てんかん性スパズム

表3-11　てんかん発作の国際分類

（文献2より引用）

んの一般的特徴は，発作が最低1回以上あり，繰り返す傾向が高く，神経生物的・認知的・心理的・社会的な問題があることである。てんかん発作は発作の形態により表3-11のように分類されるが，成人との分類に違いはない。

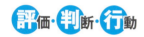

急性期における病状判断と想定される対応

評価：熱の有無，年齢，発作型，発作後の様子を観察する。けいれん中は呼吸・循環動態が不安定になりやすいため，時に人工呼吸やショックの治療を要することがあるために全身評価を怠らないこと。抗けいれん薬の使用によりバイタルサインが不安定になることもある。けいれんの状況を把握するのみでなく，バイタルサインを必ず確認し呼吸・循環などの全身評価を行う。

判断：けいれんが頓挫しているかどうかを確認する。けいれん頓挫後の意識状態，呼吸状態，循環動態は極めて重要である。抗けいれん薬により呼吸が抑制されたり，血圧が変動したりとバイタルサインが変動することがあるために，けいれんの治療後も繰り返し判断する。

行動：けいれんが持続している，あるいはけいれん後のバイタルサインが変動している際には，医師の指示（あるいは手順書）を確認し速やかに行動する。また，気道確保し，誤嚥しないような姿勢をとらせ，必要があれば酸素投与する。呼吸心拍モニターをつけ，全身評価を行う。さらに，けいれんの原因に関しても確認する。初めての突然のけいれんの場合は家族の動揺が大きい。不安の除去に努める。

第3章　小児の臨床診断・治療の特性と演習

けいれんの有無，バイタルサインの確認	➡ バイタルサインの変動や抗けいれん薬の使用の影響	➡ 医師手順書に従い行動，異なる場合は速やかに医師報告

回復期における病状判断と想定される対応

評価：熱性けいれんが発作後数日以内に繰り返すことは少ない（表3-9）が，てんかんを有する患者では，一度頓挫し回復していても，回復期に突然けいれん発作を認めることがある。また抗けいれん薬の内服状況は非常に重要である。適切な薬物血中濃度を維持できるように怠薬がないか，また，患者と家族のコンプライアンスについても評価する。また新規に抗けいれん薬を開始したならば，その副作用の評価をする

判断：回復期にけいれんが再発したならば，発作型を判断する。新たに抗けいれん薬を開始する際には，皮疹や血球減少などの副作用がないか判断する。患者及び家族のけいれんの治療に関するコンプライアンスについても判断する。

行動：再発したけいれんであれば医師の指示あるいは手順書に従い対応する。想定外の発作型であれば，速やかに医師に報告する。患者や家族のコンプライアンスが悪い場合は，十分理解が得られるようなケアを検討する。

てんかんの再発，抗けいれん薬の内服状況の観察	➡ てんかんの発作型の確認，新規抗けいれん薬による副作用確認　患者や家族のコンプライアンスの確認	➡ 今後の治療方針の確認

❗ ワンポイントアドバイス

けいれんの有無の判定は医師にとっても非常に困難なことがある。けいれんの治療は脳波ばかりに注目されがちであるが，けいれんの発作型を見極めることで治療方針を決定している。けいれん発作を前にした場合は，救急対応とともに発作型を確認する必要がある。両親の承諾の下，最近ではけいれんを動画撮影し，後でけいれん発作型を医師と確認することもよいかもしれない。

児の病状に適した抗けいれん薬を設定することは難しい。新たに抗けいれん薬を開始するとすぐにけいれんがコントロールできると過度な期待をする親もいる。一方，抗けいれん薬の副作用が生じるとその期待とのギャップにショックを受ける親もいる。筆者は，抗けいれん薬の開始意味と副作用を説明する際には，抗けいれん薬とダム建設を結びつけて次のように説明している。「けいれん発作を水害に例えると，抗けいれん薬を内服することは水害のためのダム建設と同じである。ダムを作る際には，その地形にあったダムの形を探す必要もあるし（発作

⑦ 小児の感染症と予防接種

型や個々に応じて抗けいれん薬を選ぶ必要性），ダムが完成しても天候によっては水害を防ぎきれないこともある（けいれんコントロールの難しさ）。さらには，ダム建設の際には，沈む村があるように副作用もある。建設（適切な薬や用量を見つけるまで）に時間を要するし，必ずしも水害を完全に防ぐことができないかもしれないが，水害の回数は減らせるでしょう」。

✅ 関連する特定行為区分

□　精神及び神経症状に係る薬剤投与関連

✅ 特定行為に係る看護師のためのチェックポイント

□　発熱の有無，発作型，持続時間の確認
□　既往や家族歴の確認
□　抗けいれん薬を開始する際には，怠薬や副作用の確認
□　動揺する家族支援と病気や予防，内服への患者・家族の理解

文献
1) 日本小児神経学会 監. 熱性けいれん診療ガイドライン策定委員会 編. 熱性けいれん診療ガイドライン 2015. 東京，診療と治療社，2015.
2) Berg AT, Berkovic SF, Brodie MJ, et al. Revised terminology and concepts for organization of seizures and epilepsies: report of the ILAE Commission on Classification and Terminology, 2005-2009. Epilepsia. 2010 ; 51: 676-85.

第3章

---

⑦ 小児の感染症と予防接種

症例 1　水痘

10ヵ月，男児。生来健康。微熱と体幹に数個の紅斑を認めた。紅斑だけでなく，丘疹，水疱，痂皮の４つのステージが混在した皮疹であった。皮疹は体幹でなく，頭部有髪部や口腔粘膜など全身に認められた。２〜３週前には保育園で水痘の児と接触歴があった。水痘の診断で抗ウイルス薬（アシクロビル）とフェノール・亜鉛華リニメント塗布が処方された。親は周りの児への感染の影響と通園可能な時期を心配をしている。

第3章　小児の臨床診断・治療の特性と演習

> **症例 2　麻疹**
>
> 2歳，女児。数日前から咳嗽・発熱・鼻汁・眼脂などの感冒症状を認めた。一旦解熱傾向を認めたが，再び高熱を呈するとともに全身に発疹を認めたために小児科外来に受診となった。外来トリアージの結果，隔離室で待機となった。医師の診察では口腔粘膜にコプリック斑を認め，発疹は小斑状丘疹，一部融合傾向であり，耳後部，頭部，顔面から始まり，体幹下肢に広がっていた。麻疹と診断された。児は1歳以降の予防接種（麻疹・風疹，水痘，流行性耳下腺炎）を受けていなかった。

> **症例 3　インフルエンザウイルス**
>
> 12歳，女児。生来健康。突然の高熱とともに全身倦怠感，関節痛，筋肉痛，咽頭痛，咳嗽を認めた。小学校ではインフルエンザウイルスが流行していた。迅速検査が陽性でインフルエンザの診断がされた。抗インフルエンザウイルス剤と解熱剤が投与された。予防接種を受けていないことから，母は脳炎や肺炎になることを心配としていた。また中学校入試日が近いことから登校可能日が気になっている。

病態生理：日本の感染症での死亡率はこの100年で遥かに改善してきたが，小児分野で最も遭遇する疾患は各種の感染症である。小児科医だけでなく，保健師・看護師，学校関係者や保健行政関係者は，それぞれの感染症の特徴やその治療，隔離の必要性，さらには予防接種など公衆衛生の知識まで精通しておく必要である。ここでは，小児感染症の総論を述べるまでにとどめるが，各自でもう一度各感染症について確認して欲しい。

　一般に新生児の感染症は，子宮内・産道・母乳感染など，妊娠・出産の状況が影響するものが多い。また，出生後にMRSAやRSウイルス感染，臍周囲炎などで重篤な感染症を起こすことがある。乳幼児では，母体からの移行抗体の量や感染症の接触状況により様々である。細菌感染ではインフルエンザ菌，髄膜炎菌，肺炎球菌などが代表であり，ウイルス感染では発疹性疾患のウイルスをはじめ，RSウイルス，アデノウイルス，ロタウイルス，ノロウイルス，手足口病，ヘルペスウイルス属と様々である。学童期・思春期では，インフルエンザウイルスやノロウイルス，マイコプラズマなど学校での集団感染で起こる疾患が多い。また，思春期では性感染症も無視できない。海外旅行の盛んとなった近年では，日頃馴染みの少ない輸入感染症を罹患することも稀ではない。その他，院内感染や日和見感染も含めれば小児で扱う感染分野は実に幅広い。

　保育園，幼稚園，学校などの集団生活での感染症の蔓延を防ぐ目的で学校伝染病が第一種から第三種まで規定されている。出席停止期間や届出基準なども決められている（表3-12）ので，確認しておく必要もある。感染力の強い空気感染である結核，麻疹，水痘の児に遭遇した場合は，隔離方法，周囲への影響を丁寧かつ迅速に対応しなければならない。

　予防接種について変更されることが多く，最新情報を手に入れることが大切である。公益社団法人日本小児科学会の公式ホームページには最新の予防接種スケジュールが掲載されている[2]。

⑦ 小児の感染症と予防接種

	感染症の種類	出席停止の期間の基準	考え方
第一種	エボラ出血熱, クリミア・コンゴ出血熱, 痘瘡, 南米出血熱, ペスト, マールブルク病, ラッサ熱, 急性灰白髄炎, ジフテリア, 重症急性呼吸器症候群（ベータコロナウイルス属SARSコロナウイルスに限る）及び特定鳥インフルエンザ	治癒するまで	感染症法の一類感染症及び二類感染症（結核除く）
第二種	インフルエンザ（特定鳥インフルエンザ及び新型インフルエンザなど感染症を除く）	発症したのち5日を経過し, かつ解熱した後2日（幼児にあっては3日）を経過するまで	空気感染または飛沫感染する感染症で児童生徒の罹患が多く, 学校における流行を広げる可能性が高いもの
	百日咳	特有な咳が消失するまでまたは5日間の適正な抗菌性物質製剤による治療が終了するまで	
	麻しん	解熱した後3日を経過するまで	
	流行性耳下腺炎	耳下腺, 顎下腺または舌下腺の腫脹が発現した後5日を経過し, かつ全身状態が良好になるまで	
	風しん	発しんが消失するまで	
	水痘	すべての発しんが痂皮化するまで	
	咽頭結膜熱	主要症状が消退した後2日を経過するまで	
	結核・髄膜炎菌性髄膜炎	病状により学校医その他の医師において感染のおそれがないと認めるまで	
第三種	コレラ, 細菌性赤痢, 腸管出血性大腸菌感染症, 腸チフス, パラチフス, 流行性角結膜炎, 急性出血性結膜炎, その他の感染症	病状により学校医その他の医師において感染のおそれがないと認めるまで	学校教育活動を通じ, 学校における流行を広げる可能性があるもの

表3-12　学校において予防すべき感染症　（平成27年1月改訂）

（文献1より一部引用改変）

⚠ ワンポイントアドバイス

　すべての感染症について熟知することは困難である。感染症の流行状況や予防接種の動向に関心をもち, その疾患の患児に遭遇した場合, 速やかに必要な最新情報が得ることができる方法を知っていればよい。

☑ 関連する特定行為区分

- -

□　感染に係る薬剤投与関連

☑ 特定行為に係る看護師のためのチェックポイント

- -

□　各種感染症の特徴　　　　　　　　□　予防接種の種類と接種年齢, さらには副反応

□　各種感染症の治療と予防策

165

第3章　小児の臨床診断・治療の特性と演習

文献

1） 一般財団法人厚生労働統計協会. 厚生の指標　増刊　国民衛生の動向　2016/2017年（第63巻第9号）. 2016.
2） 公益社団法人日本小児科学会ホームページ. 日本小児科学会が推奨する予防接種スケジュールの変更点. http://www.jpeds.or.jp/uploads/files/vaccine_schedule.pdf（平成28年12月1日閲覧）

特定行為に係る看護師の目

小児は，容易に脱水症状に陥りやすい。保護者からの「ぐったりしている。いつもと違う」という報告が重要なポイントになります。経口摂取量や排泄状況は必須の確認事項です。小児の受診の判断は保護者になるため，特に糖尿病など慢性疾患の場合には，保護者に具合が悪くなった時の受診のタイミングを指導するなど，重症化予防の対策が重要です。

第 **4** 章

高齢者の臨床診断・
治療の特性と演習

① 症例を提示する前に

② 高齢者の不定愁訴

③ 高齢者の入院治療 〜多職種連携の重要性〜

④ 高齢者の脱水 〜その点滴，いつまでしますか？〜

第4章　高齢者の臨床診断・治療の特性と演習

① 症例を提示する前に

　高齢者の場合，現病歴を把握しようとしても，経過が長いことも多い。そして，本人に認知症が合併してくると，正確な病歴を把握している人がどこにもいない，ということもある。結果的に正確な現病歴，既往歴を把握しようにも，どうしようもなく途方にくれてしまう。また，身体診察を行って異常所見を発見したとしても，それが今回始まった所見なのか，元々の所見なのかの判断が難しい。また，客観的な検査で把握しようとしても，異常所見が多数見つかったりするが，今回始まった所見なのかどうかがわからず，これまた途方にくれてしまう。できる限り，今までの経過を把握しようと努力するが，様々な専門科を受診し，主治医がはっきりしていない方，施設や病院を転々として，その都度情報が断絶されてしまい，経過が把握できない方なども存在する。結果として，経過がはっきりわからないままに，その場の判断でできる限りのことを行う，という決断に行き着くことも多い。

　本人が今までの経過を把握していれば，まだよい。しかし，認知症があり，自ら経過を把握できない場合は，より一層対応が困難になる。そのために，高齢者医療においては常に認知症の存在を意識して対応する必要がある。どのような状況においても認知症のスクリーニングの意識は重要となる。

～どのような状況でも認知症のスクリーニングから開始～

　状況に応じて認知症のスクリーニング方法を使い分ける必要がある。ある程度時間が確保でき，患者の協力が得られそうならば，MMSE（Mini Mental State Examination）や改訂長谷川式簡易知能評価スケールと，時計描画試験（円を描き，1～12の数字，11時10分の針を書きいれてもらう）を組み合わせて行うのが良い。MMSEなどを行うまでは時間がとれそうにない場合は，患者の協力が得られるならば，三単語再生と時計描画試験を行う，Mini-Cogテスト［三単語を覚えてもらい，時計描画試験をした後に三単語を想起してもらう（表4-1）］を施行する。三単語再生で3つともに再生可能なら認知症なし，3つともに再生不可能なら認知症，1～2個再生できない場合は，時計描画試験の結果で認知症の有無を判断する，3分で施行できる簡便な評価法である。認知症のスクリーニングとして感度99%，特異度97%を示す[1]。時間的な余裕がなく，かつ，患者の協力が得られそうにない場合は，手段的ADLの確認で，認知症スクリーニングを代用する。認知症の原因で最も多いアルツハイマー型認知症の場合は手段的ADLから障害されることが多いため，手段的ADLが保たれている場合は認知機能低下の程度は強くないことが予測される。手段的ADLには（表4-2）のように，SHAFTで連想する買い物，家事，金銭管理，食事の準備，交通機関の利用があるが，診察の流れの中で把握することがはばかられることも多い。そこで，服薬管理ができるかどうかで代用する[2]。服薬管

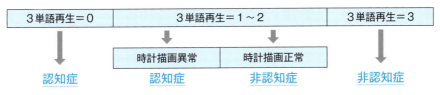

表4-1 mini-cogテスト

(文献1より作成)

基本的ADL	手段的ADL
T-HEADと覚える	SHAFTと覚える
<u>T</u> Toileting（排泄） <u>H</u> Hygine（衛生：入浴，歯磨きなど） <u>E</u> Eating（食事摂取） <u>A</u> Ambulating（歩行，移動） <u>D</u> Dressing（着替え）	<u>S</u> Shopping（買い物） <u>H</u> Housework（家事；掃除，洗濯など） <u>A</u> Accounting（金銭管理） <u>F</u> Food preparation（食事の準備） <u>T</u> Transport（乗り物を利用した外出）

表4-2

(文献2より引用)

理ができていれば，概ね手段的ADLが保たれていると判断できるので，服薬管理の有無の聴取が最も簡便な認知症のスクリーニングとなりうる。

文献

1) Borson S, Scanlan J, Brush M, et al. The mini-cog: a cognitive 'vital signs' measure for dementia screening in multi-lingual elderly. Int J Geriatr Psychiatry. 2000; 15: 1021-7.
2) 岩田充永．JNNスペシャル 急変予防＆対応ガイドマップ 高齢者救急．東京，医学書院，2010年，p28-9.

② 高齢者の不定愁訴

症例1　86歳，男性。腹痛，頭痛などの訴えが続き，消化器科，脳外科など様々な科を受診するも異常を指摘されなかった。うつを疑われ，精神科に紹介受診され，抗うつ薬が処方されるも軽快しなかった。1年後，物忘れが顕著となり，物盗られ妄想が出現。アルツハイマー型認知症と診断された。

症例2　75歳，男性。めまい，何となく身体がだるい，という訴えが続き，脳神経外科，内科，心療内科など受診するも軽快しなかった。1年後，ふらつきが顕著となり転倒を繰り返すようになり，神経内科を受診したところ，進行性核上性麻痺と診断された。

病態生理：高齢者の場合，疾患に対応した症状が典型的に現れることは約4割程度と報告されており[1]，多種多様な症状を呈することが多い。また，様々な病態が複雑に絡み合い，1つだけでは症状や病状を説明できないことも多い。症状をさらに複雑にさせているのが，認知機能低下である。加齢に伴い，認知症の有病率は上昇する。客観的な異常所見を認めず，原因がはっきり特定できない身体的な主訴の場合，認知症を合併していることが判明した場合はBPSD（behavioral and psychological symptoms of dementia）の1つとして，不定愁訴を訴えている可能性を考えないとならない。認知症の初期には高率にうつを合併することがいわれており，また，パーキンソニズムを合併するような疾患の場合（レビー小体型認知症や神経難病など）は，身体不調を訴えることが特に多いと報告されている[2]。不定愁訴の対応として常に抑うつを念頭に置く必要はあるが，高齢者の場合は，特に認知機能低下を背景に生じている症状ではないかと，念頭に置く必要がある。

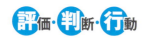

初期対応において求められる対応

評価：当然，愁訴に対応する疾患を想定して評価をする必要がある。不定愁訴＝認知症と決めてかかるのは危険であり，基本は身体疾患の除外（特に緊急を要する病態の除外）が必要である。詳細な現病歴の聴取，身体診察と，必要に応じて採血や画像所見などを行って評価を行う必要がある。緊急の身体疾患を除外しつつ，頭の片隅に抑うつや認知症の存在を考え，まずは身体疾患の検索を行う。このような方はドクターショッピングに陥りやすい。信頼関係構築ができるような対応が必要となる。

判断：身体疾患をどこまで除外するか。過度な検索は患者さんへの負担が大きくなる。しかし，必要な現病歴の確認や身体所見や検査などを何もせずに最初から抑うつや認知症と決めつけてしまうと，患者さんからの信頼を得られない。患者さんとの信頼関係を考慮した対応が必要となる。

愁訴が多臓器に及ぶと，様々な科を受診することにつながり，様々なクリニックや病院などで同じような検査を繰り返し受ける，ということも起こりうる。その患者さんの相談窓口が一本化されずに路頭に迷う，ということにもなりうる。そのような事態に陥らないように特定行為に係る看護師としてできることを行う，という判断が必要となる。

行動：検査をしすぎず，しなさすぎずの対応が必要。ここで必要なことは，患者さんが今後も継続して医療機関に通院してもらうための信頼関係構築である。それを意識した初期対応を行う。外来において特定行為に係る看護師として働いているなら，その患者さんの主担当として外来で色々と話を伺い，信頼関係の構築を図りつつ，ドクターショッピングに陥らないような体制を医師とともに検討する必要がある。

② 高齢者の不定愁訴

緊急疾患の除外　→　信頼関係構築を意識した検査など　→　継続的に関わるための対応

初期対応後に求められる対応

評価：緊急疾患が除外され，愁訴に対応した疾患が同定されない場合，抑うつや認知機能の評価を行う。しかし，認知機能評価をいきなり行うと患者さんに不審に思われてしまう可能性がある。そのために，信頼関係構築がなされるまでは，外来通院でフォローアップを続けつつ，認知機能評価ができるタイミングを見計らうことが必要である。信頼関係が構築され，抑うつ，認知機能の評価が可能だと思われたなら，スクリーニングを行う。「抑うつ気分」「興味の減退」を聴取することはうつのスクリーニングに有意義であると報告されている[3]。また，認知症のスクリーニングに関しては前述した通りであり，本人が認知機能評価の心理検査に耐えられるかどうか，スクリーニングにかけられる時間はどれほど確保できるのか，などを考慮の上で効果的にスクリーニングすることが必要となる。

判断：うつ，認知症の評価が行われ，それが疑われた場合，治療的な対応が必要かどうかの判断が必要となる。認知症の初期には抑うつを合併することが多いために，抑うつなのか，認知症なのかの判断は非常に難しい。認知症がメインか，抑うつがメインなのかを見定めつつ，経過をみながら治療を修正していく，という判断が必要となる。症状に応じて，向精神薬投与の適応を検討する必要がある。

行動：特定行為に係る看護師として必要なことは，今後を見越した継続的な対応ができるような体制構築である。認知症を合併している場合は進行することは必至であり，うつ以外のBPSDの対応が必要となることが予測される。また，身体疾患を合併した場合には，認知症の存在を念頭においた上で，それに配慮ができる治療的対応が迫られる。どのような状態であっても精神的な対応のみならず，身体的にも対応が求められ，進行に合わせて継続的に対応できる体制構築が必要である。総合診療的な対応ができる主治医がいれば良いが，そのような主治医が確保できない場合は，特定行為に係る看護師が主担当として各専門科の間を取り持つなどの対応が必要となろう。

信頼関係構築後，抑うつ，認知機能評価　→　治療的対応が必要かの判断　→　継続的な関わりができるための体制構築

❗ ワンポイントアドバイス

色々と調べても原因が特定できず，いわゆる不定愁訴を訴えて外来受診される方は多数存在する。そのような方はドクターショッピングに陥りやすく，主治医が特定されず，種々の薬剤が処方されていたりする。多剤を内服されている方も多く，薬剤の相互作用による有害事象が起こることも懸念される。違った観点から「もしかして認知症の初期症状？」と気づくことで

第4章　高齢者の臨床診断・治療の特性と演習

救われる患者さんも多数いる。「不定愁訴の方をみたら認知症を疑え」という鉄則を念頭にお
いて，診療にあたるべきである。

☑ 関連する特定行為区分

□　精神及び神経症状に係る薬剤投与関連

☑ 特定行為に係る看護師のためのチェックポイント

□　認知機能の確認	□　向精神薬の適応確認
□　抑うつの評価	□　今後を見越した外来対応

文献

1 ）Fried LP, Storer DJ, King DE, et al. Diagnosis of illness presentation in the elderly. J Am Geriatr Soc. 1991; 39: 117-23.
2 ）Onofrj M, Bonanni L, Manzoli L, et al. Cohort study on somatoform disorders in Parkinson disease and dementia with Lewy bodies. Neurology. 2010; 74: 1598-606.
3 ）Ebell MH. Screening instruments for depression. Am Fam Physician. 2008; 78: 244-6.

③ 高齢者の入院治療 ～多職種連携の重要性～

症例1　82歳，男性。発熱，食欲不振を主訴に救急外来受診。近医から何らかの投薬を受けていたが，本人は把握しておらず詳細不明であった。難聴はあるものの，日常生活は自立しており，歩行は杖を用いて可能であったが，現在は這って移動するのがやっとであった。肺炎＋脱水症の診断で入院加療を行うこととなった。入院日の夜間，部屋から物音がして訪室したところ，点滴が抜かれ，ベッド脇に寝転がっている状態で発見された。

症例2　90歳，女性。脱水症で入院した。点滴で脱水症は軽快したが，せん妄をきたし，治療が長引いたことも影響し，入院経過の中で歩行障害が進行した。また，食事中のムセが強いことが判明し，食形態の調整が必要であることが判明した。

基本的な考え方：高齢者の10～40％は入院中にせん妄をきたし[1]，せん妄を発症した方の入院中の致死率は高い[2]。しかし，せん妄は多職種連携での対応が奏効すれば，発症率を下げ，症状も軽症化する，と報告されている[3][4]。せん妄発症の6つの危険因子は認知機能障害，睡眠の遮断，体動の制限，視力障害，聴力障害，脱水とされており[3]，せん妄予防対策のために，

③ 高齢者の入院治療 〜多職種連携の重要性〜

入院早期に把握する必要がある。医師だけで網羅する必要もなく，多職種の情報をまとめるとうまくいく。

また，転倒は高齢者が直面する大きな問題であり，環境変化や疾患などにより廃用が進みやすい入院環境においてはより慎重な対応が求められる。転倒に対する対策を入院早期に開始することは非常に重要なことである。筋力低下，転倒の既往，歩行障害，視力障害，認知機能障害，4剤以上の薬剤内服中の方（特に向精神薬の内服，抗不整脈薬の内服，ジギタリス製剤の内服，利尿薬の内服）などが危険因子であると示されている[5]。

急性疾患での入院早期は様々な医学的なプロブレムが前面にだされ，それぞれのプロブレムに対して対策を講ずる必要があり，problem oriented solvingの思考が重要となる。しかし，病状がある程度安定してきた段階では，退院に向けてのゴール設定をできるだけ早期に行い，そのゴールに向けてのプロブレムを検討する，というgoal oriented medical careの思考へと切り替えて[6]検討する必要がある。

入院早期のせん妄，転倒対策。その後のgoal oriented medical careへの切り替え，など高齢者特有の考え方が必要となる。

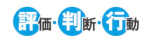

入院時に求められる対応

評価：肺炎，脱水など急性期の医学的な問題点の評価は必要であるが，それに合わせて，せん妄，転倒の危険因子である認知機能障害，歩行障害，視力障害，聴力障害，転倒の既往，4剤以上の薬剤内服，睡眠障害などの評価が必須となる。その評価のためには，前述した認知症のスクリーニングが必要なのはいうまでもない。また，入院時に一般的に行われる看護師による情報収集においては，せん妄，転倒危険因子を意識する必要がある。

また，入院時には持参薬を薬剤師が鑑別するのが一般的になっているだろう。持参薬がバラバラでうまく内服できていない，認知機能低下に関連する内服薬がある，内服薬の内容を本人がどれほど把握しているか，などを確認する作業は，認知症のスクリーニングにつながっている。また，睡眠薬の有無や睡眠薬の効果を確認することで睡眠リズムの確認も行うことができる。これは，普段の睡眠リズムの確認につながり，せん妄の危険因子把握にもつながる。

入院時に行われている多職種の関わりが，実は高齢者総合機能評価（comprehensive geriatric assessment：CGA）につながっている。せん妄，転倒の危険因子評価のために，追加で自ら情報収集するとなると，負担感を感じるかもしれないが，すでにある情報をまとめるのみで済むことも多いことがわかれば，負担はかなり少なくなる。

判断：せん妄，転倒のリスクが高い，と判断したなら，予防策を講じる必要がある。本来なら，1日3回または4回使用する抗菌薬を，夜間の点滴は睡眠の遮断につながり，せん

妄のリスクを高めると考え，1日1回で済む抗菌薬に切り替えて使用したり（CTRXなど），持続点滴をやめて日中で点滴をすべて終わらせる，などの判断が必要となる。看護師だからこそ，せん妄，転倒のリスクに気づくことができ，特定行為に係る看護師だからこそ，脱水補正の点滴や抗菌薬に関する提案も可能である。また，点滴だけではなく，日時や場所の見当識を保つ声かけを多くする，部屋に時計を置く，普段のメガネ，補聴器などをつけてもらい，視力障害，聴力障害を軽減する，部屋移動を少なくする，などもせん妄の予防，軽減に役立つことが指摘されているため[7]，そのようなアプローチを入院初期から意識して行う。

行動：多職種の評価を総合し，入院早期にせん妄，転倒リスクの把握を行う。そのリスク評価に従い，治療の修正，入院環境の調整を行う。医師にはできないことを特定行為に係る看護師として行ってもらいたい。図4-1に対応のイメージを記した。

多職種の情報をまとめたCGAでせん妄，転倒リスク評価 → 予防策が必要かの判断 → リスクに応じた治療内容の修正，環境調整

入院早期に求められる対応

評価：高齢者の場合は入院を契機にADLが低下し，医療処置が新たに必要になる，などの問

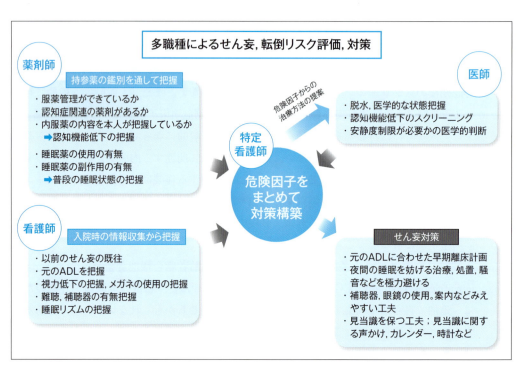

図4-1

③ 高齢者の入院治療 〜多職種連携の重要性〜

題が生じることが多いが，入院時から今までの療養環境の確認，サービスの利用状況などの評価ができていれば，どの程度のADLならば退院が可能か，どういう処置ならば退院後対応ができそうか，という退院に向けてのゴール設定が早期から可能となる。そのゴールは入院後の経過で変わりうるが，常にgoal oriented medical careを意識してスタッフ全員で介入することができれば，患者本人，介護者に入院早期から適切な情報提供ができ，早期からの退院調整が可能となる。

判断・行動：病状を把握した上で，入院前と比較してADL，医療的な処置など変化があるかどうかを把握し，早期に多職種からの情報をまとめ，退院に向けてのゴール設定を行う。図4-2にイメージを示す。

入院前の環境把握 ➡ 早期に退院というgoalに向けてのProblemの検討を

退院前に求められる対応

評価：入院前後での医療的な処置の変更，ADL変化などをしっかり評価し，適切に患者家族，それを支える在宅医療チームへ引き継ぐ必要がある。そのためには入院中に行った多職種での評価内容をまとめ，まとめた内容を在宅医療チームへわかりやすく引き継がないとならな

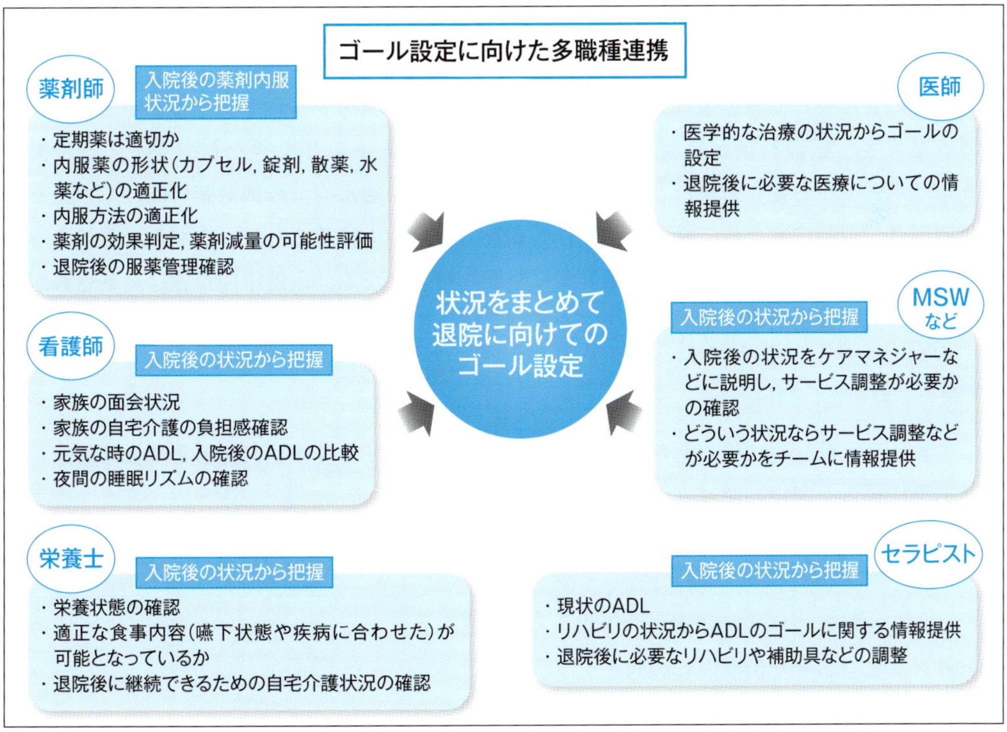

ゴール設定に向けた多職種連携

薬剤師
入院後の薬剤内服状況から把握
・定期薬は適切か
・内服薬の形状(カプセル，錠剤，散薬，水薬など)の適正化
・内服方法の適正化
・薬剤の効果判定，薬剤減量の可能性評価
・退院後の服薬管理確認

医師
・医学的な治療の状況からゴールの設定
・退院後に必要な医療についての情報提供

状況をまとめて退院に向けてのゴール設定

看護師
入院後の状況から把握
・家族の面会状況
・家族の自宅介護の負担感確認
・元気な時のADL，入院後のADLの比較
・夜間の睡眠リズムの確認

MSWなど
入院後の状況から把握
・入院後の状況をケアマネジャーなどに説明し，サービス調整が必要かの確認
・どういう状況ならサービス調整などが必要かをチームに情報提供

栄養士
入院後の状況から把握
・栄養状態の確認
・適正な食事内容(嚥下状態や疾病に合わせた)が可能となっているか
・退院後に継続できるための自宅介護状況の確認

セラピスト
入院後の状況から把握
・現状のADL
・リハビリの状況からADLのゴールに関する情報提供
・退院後に必要なリハビリや補助具などの調整

図4-2

第4章　高齢者の臨床診断・治療の特性と演習

い。病院スタッフにとっては，退院すれば終了であるが，患者家族，在宅医療チームにとって，退院は始まりである。それを意識して評価内容をわかりやすく伝えないとならない。

判断：在宅医療チームには院内の多職種がすべて介入できるわけではなく，患者家族が担う事項，訪問看護などの在宅医療スタッフが担う事項，ヘルパーなどが担う事項，などを意識して，専門職種でなくてもわかるような内容にまとめて伝え，文書化する作業が必要である。看護サマリーをただ単にまとめるだけではなく，読む対象を意識して作成する必要がある。

行動：必要に応じて退院前に在宅チームも交えた多職種カンファレンスの開催。また，口頭や看護サマリーでの情報交換を行う。

入院中の評価内容のまとめ　➡　在宅医療チームを意識した評価内容の再構築　➡　カンファレンス開催や看護サマリーへの反映

⚠️ ワンポイントアドバイス

2006年，米国老年医学会より「複雑な背景をもつ高齢者に対する多職種連携の立場表明」がなされた[8]。そこでは，多職種連携のケアが，①複雑な疾患をもつ高齢者の複雑なニーズに対応ができる，②老年症候群のケアの過程と結果を改善する，③ヘルスケアシステムを改善し，ケア提供者の負担を軽減する，④多職種連携の研修，教育はケア提供者が高齢者ケアに備えることに有用である，と発表された。また，この多職種連携の基本にはCGAが必要であるとされており，まさしく，多職種連携とCGAを両輪として行うべきであることが示されている。また，特にせん妄，転倒対策において多職種連携が威力を発揮する，ということが述べられている。せん妄，転倒対策が必要な方は，入院中にADL低下などをきたしやすく，退院後も様々なサポートが必要な方がほとんどであろう。入院時のせん妄，転倒対策に向けての様々な評価内容は，退院にあたって様々な調整が必要な方を拾い上げることにつながる。そのような評価内容は，退院後の生活においても非常に重要な情報となる。入院中の情報は途絶されがちであるが，入院は生活の一部であることを意識して，引き継ぐ努力が必要である。

☑ 関連する特定行為区分

☐　栄養及び水分管理に係る薬剤投与関連　　　☐　精神及び神経症状に係る薬剤投与関連
☐　感染に係る薬剤投与関連

☑ 特定行為に係る看護師のためのチェックポイント

☐　せん妄，転倒のリスク評価
☐　リスクに合わせた治療内容の修正
☐　退院後の意識したmedical careの見直し
☐　在宅医療チームを意識した入院中の評価内容の再構築

④ 高齢者の脱水 ～その点滴，いつまでしますか？～

文献

1) Lipowski ZJ. Delirium (acute confusional states). JAMA. 1987; 258: 1789-92.
2) Rabins PV, Folstein MF. Delirium and dementia: diagnostic criteria and fatality rates. Br J Psychiatry. 1982; 140: 149-53.
3) Inouye SK, Bogardus ST Jr, Charpentier PA, et al. A multicomponent intervention to prevent delirium in hospitalized older patients. N Engl J Med. 1999; 340: 669-76.
4) Milisen K, Foreman MD, Abraham IL, et al. A nurse-led interdisciplinary intervention program for delirium in elderly hip-fracture patients. J Am Geriatr Soc. 2001; 49: 523-32.
5) Guideline for the prevention of falls in older persons. American Geriatrics Society, British Geriatrics Society, and American Academy of Orthopaedic Surgeons Panel on Falls Prevention. J Am Geriatr Soc. 2001; 49: 664-72.
6) Mold JW, Blake GH, Becker LA. Goal-oriented medical care. Fam Med. 1991; 23: 46-51.
7) The Hospital Elder Life Program (HELP)
http://www.hospitalelderlifeprogram.org/public/public-main.php
8) Mion L, Odegard PS, Resnick B, et al; Geriatrics Interdisciplinary Advisory Group, American Geriatrics Society. Interdisciplinary care for older adults with complex needs: American Geriatrics Society position statement. J Am Geriatr Soc. 2006; 54: 849-52.

④ 高齢者の脱水 ～その点滴，いつまでしますか？～

症例1
90歳，女性。10年前に認知症と診断され，徐々に進行。この1年は寝たきり状態であった。発語もほとんどなく，食事中のムセ込みがひどく，水分にはとろみが必要で，ペースト状の形態しか食べられない状態であった。しかし，もともと食べ物に対して好き嫌いが多く，ペースト形態にすることで拒食が激しくなってしまい，食事量が減少していた。外来にて食事量減少に対して家族より相談があり，評価したところ，口腔内，腋窩の乾燥からは脱水が疑われ，特定行為により，点滴を開始した。

症例2
80歳，女性。2年前に膵癌が発見され，手術を受けるも，半年前に再発が指摘された。その後，徐々に体重減少し，2週間前からは腹水貯留し，食事摂取量が激減した。食事量低下し，ADL低下も著しかった。定期外来受診時に，本人，家族より相談があり，評価をしたところ，口腔内，腋窩の乾燥が著明であり，脱水が疑われ，特定行為により点滴を開始した。

病態生理：2例ともに脱水の評価は正しい。しかし，2例とも，脱水の原因には改善が困難な病態が存在する。症例1は認知症の終末期に近いと思われる例であり，症例2は悪性腫瘍の終末期ともとれる。高齢の場合，脱水は終末期の1つの表現型として出現することがあり，ただ単に補液をすれば改善する，というものではない。食べられないから，低栄養だから，と経管栄養や中心静脈栄養を始めれば良い，というものではなく，始めるとやめられなくなる医療的

処置がつきまとう。始めるとやめられない医療的処置になる可能性があるなら，そのような医療的処置は始める前に患者家族としっかりと話合わないとならない。

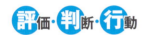

初期に必要とされる対応

評価：脱水の評価だけではなく，脱水に至った原因に関する考察までする必要がある。点滴を数日行えば改善する，ということなら悩む必要もそれほどなく，点滴を開始すればよい。数日行っても改善しない可能性，改善しないばかりか，逆に点滴に縛られる生活（点滴をしている時間動きが制限される，外来への頻回な通院が必要となる，在宅で行うなら家族が慣れない医療的処置への精神的な負担が大きくなる，など）が苦痛を強いるのではないか，という場合を想定する必要がある。ただ脱水，点滴が必要，と評価するのではなくその背景まで評価しないとならない。原因を評価した上で，点滴などの医療的処置を行うかどうかの判断を行う。

判断：脱水の原因が不可逆的なもので，点滴を行うとやめられない可能性が高い場合の判断について示す。もちろん，点滴などはやってみないと改善するかどうかがわからない，ということもある。その際に，図4-3の考え方が判断の参考になる[1]。点滴などの介入をすることがQOLも損なわずに，生命予後の改善にもつながるなら迷うことはない（図4-3の①）。一時的に本人，家族に点滴の負担を強いれば，その後，良い時間が確保できる，と考えて（図4-3の④），治療的な介入を行うことはある。しかし，うまくいかずに結果的に図4-3の③のように，QOL改善に至らずに，点滴などをすることで，生命予後が少しは延伸されるが，点滴をやめられない状態に至ってしまい，本人，家族のQOLが損なわれる時間が長くなってしまう，ということもある。また，点滴などをすることで本人が不穏になってしまい，QOLも損なわれ，せん妄状態から全身状態悪化に至り，生命予後まで短縮してしまう，という結果に至ってしまうこともある（図4-3の②）。

生命予後が短くなっている段階で，本人，家族に負担を強いる可能性のある医療的な処置をする場合は，図4-3をイメージしながら判断をすると良い。それは，特定行為に係る看護師一人で行うものではなく，本人，家族や，関わる職種すべてで共有できれば良いのはいうまでもない。

行動：図4-3を関わる職種で共有しながら，医療的な処置をするかどうかの判断を共有する。図4-3の「時間×QOL」の面積部分を最大化するアプローチをとる。

| 脱水の背景にある病態まで評価 | → | 介入が与える影響を具体的にイメージ | → | 「時間×QOL」を最大化するアプローチ |

④ 高齢者の脱水 〜その点滴，いつまでしますか？〜

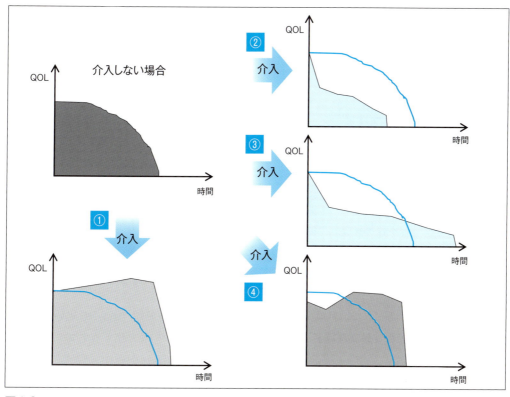

図4-3

（文献14より作成）

その後，必要とされる対応

評価：点滴をしてもしなくても，図4-3をイメージしながら初期にした判断が適切であったかどうかを常に本人，家族や多職種で評価をし続ける必要がある．その時点での本人，家族のQOLを高めることを常に摸索する必要がある．

判断：医療的な処置をしない，となっても本人の状態，本人の希望，家族の希望などから，叶えられるものを叶える，というアプローチはできるだろう．例えば，十分量食べられなくても，本人が食べたいもの，好みのものを管理栄養士と相談して提供する，思い出の場所にでかける手伝いをする，古い友人と会ってもらう，などである．しかし，そのような思い出作り的な対応は本人，家族のQOL向上を，ということで提案されることが多いが，実は，関わる医療者が「何もしないのは耐えられない」という気持ちから提案してしまうことがある．患者家族の満足のためではなく，医療者の満足のために思い出づくりの提案がなされていないか，ということは常に意識しないとならない．思い出作り的な対応だけではなく，点滴などの医療的処置に関しても，何もしないのをみているのはできない，という医療者の気持ちからなされることもある．

第4章　高齢者の臨床診断・治療の特性と演習

常に患者家族のQOL向上，という視点で考える必要がある。

行動：常に患者家族のQOL向上のためのアプローチを行う。医療者の満足のためだけに陥らない思い出作り的な対応も検討して，「時間×QOL」の面積部分を最大化するアプローチをとり続ける。

| 常に「時間×QOL」を最大化するために評価を続ける | ➡ | 患者家族のQOL向上という視点で考える | ➡ | 医療者の満足のためのQOL向上アプローチに陥らないように |

❗ ワンポイントアドバイス

　高齢者の場合，若年者と異なり，回復する可能性が低い病態も多くなる。医療的な処置を始めたが，やめられなくなって困った，ということはよく経験する。医療者が関わることで，医療的な処置が始められ，医療的な処置を理由に自宅療養を断念する，ということはよく経験することである。

　高齢者の場合，中断できない可能性がある医療的処置を始める前に，図4-3を思い起こしながら，患者家族，関わる関係職種と「時間×QOL」の面積部分を最大化するアプローチをとる必要がある。

☑ 関連する特定行為区分

□　栄養及び水分管理に係る薬剤投与関連

☑ 特定行為に係る看護師のためのチェックポイント

□　高齢者の脱水はただ単に点滴すれば良いわけではない
□　医療的処置が中断できるものかを常に意識して始める
□　常に「時間×QOL」を最大化するアプローチをとる。

文献
1）清水哲郎 編：高齢社会を生きる　老いる人／看取るシステム．東京，東信堂，2007，p41-6.

特定行為に係る看護師の目

高齢者のせん妄には，電解質異常や脱水が関連しているケースがあります。加齢とともに口渇中枢の機能低下から喉の渇きが自覚しにくくなったり，夜間トイレに行くことを避けたいために飲水量を減らしたりするため脱水になりやすくなります。せん妄を起こさないケアが必要なため，せん妄のスクリーニングツールを活用して予防ケアを行います。脱水を引き起こす身体的要因を理解し，日常生活を調整することが重症化を防止することにつながります。

第 **5** 章

在宅医療の臨床診断・治療の特性と演習

① 「生活そのもの」を支える在宅医療

② 在宅における急変時の対応

③ 連携をどう進めるか

④ エンド・オブ・ライフケア

第5章　在宅医療の臨床診断・治療の特性と演習

①「生活そのもの」を支える在宅医療

> **症例1**　89歳，女性。長らく心疾患を患っていたが，85歳を過ぎた頃からADLが低下し，ここ2年はほとんどベッド上の生活となっており，診療所から月2回の訪問診療を受けている。ケアマネジャーからはデイサービスなどを利用してみてはどうかと勧められるが，自分には合わないと思い利用していない。歳相応の苦労はあるが苦痛はなく，このまま静かに暮らしたいという。何かあっても入院は希望せず，その際は診療所の医師に看取ってもらいたいと思っている。

> **症例2**　78歳，男性。妻が他界した後，認知症が進行したように思われたが，毎日畑を耕すことを生きがいにし，いつも「誰にも迷惑はかけたくない」を口ぐせとしていた。少し離れて住む娘は先行きに不安を抱えながらも，元気な様子に半ば安堵していた。ある日，畑で倒れているところを通りがかりの人に発見され，救急搬送されることとなった。診断は脳出血であった。何とか急性期は乗り越えたものの，病変が広範囲のために充分な回復は期待できず，一人暮らしは絶望的であった。それどころか，主治医から胃ろう造設を希望するか，今後の療養先をどうするか，急変した場合に延命をするか考えておくよう言い渡されたが，娘はどうすればよいか見当もつかなかった。

> **症例3**　88歳，女性。5年前に夫が他界，徐々に認知症の症状が悪化したこともあり，介護保険サービスだけでは独居生活をまかないきれなくなった。ケアマネジャーらと相談，グループホームへの入所が決まった。生活全般の不安が少なくなったためか，表情も豊かになり，落ち着いて過ごせるようになった。医療管理は近所のクリニックから訪問診療してもらうことになった。

在宅医療のおかれた状況：在宅医療に何が期待されているのだろうか。医療は長らく疾患を根絶することを目的としてきた。一方，ここ最近，状況は大きく変わってきている。平均寿命は80歳を大きく超え，延命することのできなかった多くの疾患の治療が可能となった。だが，あらためて考えてみて欲しい。世の中の人たちは本当に幸せになったのだろうか。とりわけ高齢者たちはその恩恵を受けることになっているだろうか。「これ以上長生きはしたくない」「誰にも迷惑をかけずに早く死にたい」といったことばを耳にする機会が少なくないことからも，必ずしもそれらが幸せに直結したとは言い切れない。医療費は年間40兆円を超え，今後も増加することが見込まれている。中堅世代や若い世代にとっても，希望のもてる老後はイメージされ

① 「生活そのもの」を支える在宅医療

	問題志向型	目的志向型
健康の定義	医師が判断して「問題がない」こと	個人や家族が充実したと考えること
目的	疾病の根絶，死の回避	個人や家族の健康に対する能力を高めること
基本スタイル	診断のプロセス，患者教育	ゴールをどのように設定するか
何が問題か	病気，死ぬこと	非人間性
達成度の測定	正確な診断，的確な治療，病気の根絶，死の回避	個人の目的達成
判定者	医師	患者や家族
必要な情報	病歴，身体所見，検査	病歴，身体所見，検査，価値観，対処能力の評価，希望など
概念構成	医師中心，客観主義，一般化，科学の応用	個人中心，建設的，個別化，肯定的，回復

表5-1

（Mold JW, Blake GH, Becker LA. Goal-oriented medical care. Fam Med. 1991; 23: 46-51より一部引用改変）

がたいかもしれない。本来の医療の役割をもう一度考えつつ，在宅医療の目指すところを考えてみたい。

　在宅医療は，文字どおり在宅で提供される医療のことを指す。通院が困難な寝たきりの状態，通院に制約がある重度の認知症，終末期が近く限られた時間を在宅で療養したいと希望している場合，重症心身障害児などが対象となる。当然，病院での治療とは異なり，様々な制約がある。一方，生活の場を中心とする在宅医療のメリットも多数挙げられる。

　表5-1は2つの「問題の捉え方」を示している。問題志向型は従来の考え方に近いもので，疾患そのものを対象とし，その根絶を目指す。医学の発展がこれまで多くの成果をなし得た一方，複雑な現代社会においては失うものも少なくはない。症例2において，最期まで疾患の治癒を目指した積極的な医療介入を続けるのであれば問題志向型のアプローチになるだろう。有効に問題解決ができた場合，医療の恩恵を受けるかもしれないが，「誰にも迷惑をかけたくない」という男性の思いは無下にされるかもしれない。解決困難な状況ではあるが，その中でも男性の思いに対してどのようなケアが望まれているかを考えることは「目的志向型」のアプローチである。

　目的志向型は，何を目指すべきものか当事者たちが捉え直すものであり，「価値観」がキーワードとなる。症例2の男性は，もはや自らの意思を伝えることはできないかもしれないが，これまでの経緯や考え，価値観にもとづき娘とともに解決策を模索する必要がある。この過程自体におそらく大きな意味がある。そして，その価値観が守られるためにもっとも忌避すべきは，ともすれば産み出されてしまう「非人間性」なのである。

　医療は長らく「問題志向型」アプローチを追求してきたのかもしれない。しかしながら，価値観の多様化した高齢社会においては，「目的志向型」のケアを選択すること，そういった社会を目指すことも重要だといえる。これは在宅医療に限ったことではない。もう一度，表5-1をじっくりと読み込んでいただきたい。もちろん，いずれか一方が正しいと決めつけることは適さない。大きな時間の流れは「目的志向型」の視点を取りつつも，節目節目においては「問

題志向型」の視点で問題解決にあたる必要性があるのも確かである。主治医，家族，他のスタッフとともに議論しつつ進めていく上での参考にしてほしい。

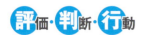

短期的に想定される対応と視点

評価：在宅医療は，在宅をセッティングの中心に据えるが，つまりは視点の中心を「生活」におくということである。その上で，本人や家族の意向，周囲の環境（多職種の関わりなども含む），近い将来に予想されることを含めて評価を行う。何か問題が生じる場合，目の前のことに視点が移りがちだが，「目的志向型」の視点も取り入れつつ，より広い視点からケースのバックグラウンドを読み取る必要がある。

判断：価値観の判断は，場合によっては数値化され得る検査値の解釈よりも難しい。価値とは相対的であるため，何を大切にするのか，どこに基軸を置くのかによってその判断は変わりうるからである。また，それらが経時的に変化する可能性もある。患者さんの意向は最も重視すべきものであるが，判断能力があるか（認知症は隠れていないか），充分な情報提供をされた上で判断されたものか（説明はわかりやすく，繰り返されたか），患者さんの判断に強く影響を与える要因（他の家族の強い意向，経済的要因など）が隠されていないかなどの視点で振り返ってみる必要がある。

行動：適切な意思決定が行われているかどうか見極め，何か気になる点がある場合は主治医，ケアマネジャーらに相談しつつ，多職種で検討するよう働きかける。患者さんや家族が主治医に話しにくい内容を看護師に打ち明けることも少なくない。チームとしての視点で検討することは大変重要であり，それが円滑に進むためのチームマネジメントを行う役割は看護師にとって大きい。

目的志向型の視点で捉え直す ➡ 判断の根拠を幅広くもつ ➡ チームの視点で検討

中長期的に想定される対応と視点

評価：ACP（アドバンス・ケア・プランニング）としての関わりがなされているか評価したい。悪化した場合に入院して積極的な治療を望むのか，認知症が進行した場合療養先をどのように考えるのかなどをはじめとし，人生の目標をどのように設定するか，健康をどのように捉えるか，健診を積極的に希望するかといったことにまで至る。多くのケースにおいて問題は先送りにされがちで，潜在的には重要な問題も喫緊の課題となるまでは据え置きとされることが多い。それらが，話し合っておくべき課題として取り上げられているかどうか，あらかじめチェックされなければなかなか進まないものである。看

① 「生活そのもの」を支える在宅医療

護師から本人／家族，もしくは主治医に対する働きかけからはじめたい。

判断：ACPについて事前に話し合いの場をもつことの重要性はいうまでもない。一方，「そのような状況になってみなくてはわからないこと」も事実であり，また，やむなく留保したり，保留することに意味がある場合もある。プライマリ・ケアの現場において「曖昧な状況を耐え忍び受け止める」ことは重要な視点の1つでもある。

行動：ACPが普及していくためには，適切なタイミングで関係者に働きかけ，議論の場に向けて手はずを整える必要がある。より効果的に行われるためには，患者さんや家族，主治医や多職種との日常のコミュニケーションをしっかりと行い，風通しをよくしておくことが重要である。

「風邪をこじらせて数日寝込んだが幸い回復した」「転倒したが大事には至らなかった」といったエピソードは見逃せない。患者本人に承諾を得た上で，遠くに住む家族にも近況を報告しておくといった細やかな関わりが欠かせない。そのこと自体が大きなことでなかったとしても，その後に起こりうる急変や切羽詰まった問題に直面した際に適切にコミュニケーションを進めていく有効な準備となる。

一方，報告される家族側の気持ちにも配慮が必要である。遠方や他の理由で充分に関わることができていない状況に罪悪感をもっている家族もある。やみくもに不安感をかき立てたり，直接関われないことを責めたりすることなく，現状報告と関係づくりといった視点で，敷居を低くして行動に移すことが肝要である。良好な関係性を築いておくことは，未来に起こりうる「その日」のための投資に他ならず，すなわち私たちにとって重要な仕事の1つである。

検討しておくべき
課題をピックアップ ➡ 曖昧さも受け入れる ➡ こまめなコミュニケーションの
積み重ねは未来のために

用語解説

■ACP（アドバンス・ケア・プランニング）
患者や家族の意向，価値観，人生の目標などをも踏まえた上で今後の治療やケアに関して専門職とともに対話を行うこと。意識のない状態に陥った際，事前に治療方針を伝えておくアドバンス・ディレクティブや心肺蘇生などの延命治療を望まないことを伝えておくDNARオーダーもこの概念に含まれる。

第5章　在宅医療の臨床診断・治療の特性と演習

② 在宅における急変時の対応

症例 1

86歳，男性。妻と二人暮らし。肺気腫にて長らく在宅酸素療法を行っている。訪問診療，訪問看護，デイサービスなどを利用しながら比較的安定した日常生活を送っていた。3日前より上気道炎を伴っていたが，本日昼過ぎより38度の発熱があると臨時往診の依頼があった。半年前にも同様のエピソードがあり，この際は肺炎として入院加療を選択したが，本人は「もう二度と入院はいらない」といっている。

症例 2

72歳，男性。娘夫婦と三人暮らし。かかりつけ医は特にない。起床時より心窩部の痛みがあったが，徐々に増悪，夕方には動くことができなくなったと臨時往診の依頼があった。BP：152/90mmHg，HR：96回/分，BT：38.2度，RR：20回/分で，意識は清明である。腹部は全体的にやや緊満した状態で，心窩部に強い圧痛がある。

急変時の対応：在宅の現場においても，発熱，疼痛，呼吸苦，嘔吐，下痢，尿閉など様々な問題が生じうる。ただし，その対応は病院のそれとは若干異なる。迅速に血液検査を行うことは困難だろうし，レントゲンを撮ることも難しい。酸素投与も即座には行えない。病棟でのケアに比べると，多くの点で制約がある。では，在宅で急変時の対応はできないのだろうか。在宅療養の場においては，「生活の視点」が重視されることは先述したとおりである。在宅で治療を行うか，病院などの医療機関に搬送するかは，極めて難しい問題で一筋縄には行かない。しかしながら，在宅で治療を行うことにメリットがあるケースも存在する。入院受け入れがないなど消極的な選択としての在宅療養ではなく，在宅を選択することのメリットを積極的に活かす選択を目指したい。

治療の場として在宅を選択する際に参考となる条件

＊以下のいずれかがあてはまる場合，在宅での治療を検討してもよいだろう
- 症状が比較的軽症で，急性期の問題についてある程度見通しがつくこと
- 症状をコントロールするための手段があること
- 入院による治療にデメリット（認知症やせん妄の悪化，ADLの低下など）が大きいと考えられる場合
- 死期が迫っていると考えられ，入院治療のメリットが少ない場合（最期をどこで迎えたいのか，看取りのための準備をどのように進めるかなど終末期に向けたケアに重点をおくことも重要である）
- 本人や家族が，今後現状より悪化することも想定した上で在宅での治療を希望する場合

② 在宅における急変時の対応

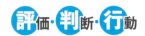

評価：リソースの限られた在宅現場で急変が起こった場合，どのような対応を行うかは状況に応じて様々に変化し得るだろう。「目的志向型」のケアが妥当なのか，「問題志向型」のケアが適切なのかを考えると判断しやすい。それらは長い経過の中で徐々に移行していくことも少なくない。

急変時の往診依頼は大抵電話で行われ，家族からの電話，訪問看護やヘルパーからの相談が一般的である。どのような状況であるかを電話越しに評価することは困難を要することが多いが，問題になっていることは何なのか，それに対して何を希望しているのか的確に判断する。

判断：症例1は，数年来，訪問診療を行っており，進行した肺気腫という身体的背景の他，患者本人の意向，家族の状況などをある程度把握することができている。また肺炎のエピソードは前回の入院に引き続き2回目であり，現状は患者本人が一番理解しているだろう。ここで注意すべきことは，本人の理解がどの程度妥当なものか確認することと，家族及び複数の医療者による判断を交えて治療方針の決断に至っているかどうかである。80代中盤に差し掛かることから，認知症の合併など判断力低下は想定しておく必要がある。しかし，必ずしも認知症があるから判断することができない，とは考えなくてよい。自分自身の行く末が理解できており，それに対して自らの希望を述べることができれば，その意見は尊重されるべきだろう。ソロプラクティスの診療所などでは，医師1人の意見で治療方針が決定されていくこともあるが，極めて重大な意思決定を行う際，複数の医療者による意見交換を行いつつ，患者さんや家族の意向を踏まえ決断されることは極めて重要なプロセスである。

一方，症例2はどうであろう。問題は比較的急性に生じた腹部の疾患である可能性が高い。つまり医療的な問題が解決されることで回復が期待されよう。この場合，治療の場は在宅ではなく相応の設備が整った病院が望ましい。搬送先をどの医療機関にするか，搬送は安全に行うことができるかについても検討しておく必要がある。

行動：往診が必要と判断されれば速やかにその準備，調整を行う。普段の往診に加えて持参すべきもの（ポータブルエコー，当面の点滴材料，吸引器など状況に応じて）の準備を行う。状況によっては連日の点滴など訪問看護の利用が必要となることも少なくない。見通しがついた時点で連携事業所に概要を伝えておくと後の調整がスムーズである。

前述の議論からは，症例1は目的志向型の観点からケアを検討することが求められるだろう。バイタルサイン，問診，身体所見から肺気腫に合併した肺炎と診断。訪問看護にも協力を依頼し，5日間の抗生剤点滴治療を実施した後，徐々に状態は回復していった。この間，看護師にはどのようなことが求められるだろうか。下記にポイントを列挙する。

症例2では，搬送がスムーズに行われるよう後方病院に診療情報を提供する。入院中に

第5章

第5章　在宅医療の臨床診断・治療の特性と演習

も家族に連絡を取り様子を伺う，治療が終了し退院した後に診療所でできることを受け入れる旨を後方病院に告げておくなど，今後の関係性を意識した働きかけをしておくことも重要である。

| 電話での的確な評価 | → | 在宅での治療が妥当か再度チェック | → | 在宅で適切にフォローアップしていく後方病院搬送，退院後は引き続き関わりフォローアップを行う |

❗ ワンポイントアドバイス

　症例2で，本人が「病院には絶対に行きたくない」と強く主張したとすればどうだろうか。このような状況にも関わらず本人が熟慮した上で発言していると判断された場合，蔑ろにはできない。また，このようなケースは現場では決して少なくはない。しかしその多くには何らかの事情が隠れている。切羽詰まった状況の中ではあるが，「そのようにおっしゃるからには，何か事情がおありですか？」「なぜ病院に行きたくないとおっしゃるのですか？」など直接その訳を問うてみてはどうだろうか。解決の糸口が見い出されるかもしれない。

☑️ 不安定な症状をもつ在宅患者の経過チェックポイント

- ☐ 状態確認の手段と頻度について
- ☐ モニタリングは何が最も指標となるのか
　　　（表情，食欲，発熱，呼吸数，脈拍など比較的簡便なものがよい）
- ☐ こまめな電話確認が可能か，あるいは実際に訪問をした方がよいのか
　　　（e.g. 認知症あるいは聴覚障害などのために電話での病状把握が困難な場合など）
- ☐ 次回の病状把握は明日か，3日後か，1週間後か，電話での状況把握か，往診が必要となるのか
- ☐ 訪問看護師やヘルパーらと状態についてどのように情報共有を行うか
- ☐ 急変時の想定，連絡先の確認など
- ☐ 治療や症状緩和は滞りなく進んでいるか
- ☐ 内服薬は定められたとおり服薬できているか（誤認，飲み忘れなど）
- ☐ 点滴の物品の補充，充分な医療材料が在宅に整えられているか，あるいは使用できる状況にあるか
- ☐ 現在の治療は効果的か，治療の変更の必要性はないか
- ☐ 経過中にその他の健康問題が引き起こされる懸念はないか
- ☐ 水分や栄養は摂れているか，嚥下障害に対するケアの必要性はないか
- ☐ 褥瘡が生じる懸念はないか
- ☐ 認知症やせん妄が悪化する可能性はないか
- ☐ 介護にあたる家人の健康問題は生じていないか，あるいはその可能性はないか

③ 連携をどう進めるか

☐ 本人，家族の思いと医療者間にギャップは生じていないか

☐ 関わるスタッフ，事業所間で議論する環境が整えられているか

☐ 決定した当面の方針について伝えておくべき家族，親類はいないか
（遠方に住む息子や娘など隠れたキーパーソン）

③ 連携をどう進めるか

症例
1
68歳，男性。約3年前に筋萎縮性側索硬化症（ALS）と診断され，大学病院神経内科に通院して治療を受けている。この頃，車椅子への移乗にも時間がかかるようになり，唯一の外出の機会であった大学病院への受診が苦痛になってきたと訴えがあった。日常生活の多くに見守りや介助を要する状況となっており，外来通院から在宅療養への切り替えのタイミングが近づいたとケアマネジャーは考えている。そのことを本人，家族に伝え，次回の外来受診に同席し，病院主治医と相談することを提案した。

連携の実際：連携がスムーズに進むために相応の準備をする必要がある。ケアの移行が行われる際（大病院から地域の医療機関への転院，病院内での転棟，病院から在宅に退院する場合など）様々な問題が生じる。まずは，ケアの継続性が保たれるようこまめな情報共有，視点の重ね合わせを目指したい。その際，医療機関同士の立場の違いに配慮し，細かな相違に想像力を働かせることが重要である。トラブルが生じやすいからこそ，Win-Winの関係性構築を目指すことが，ひいては患者さんや家族のメリットとしてダイレクトな結果を産み出す。そして，現場の多くにおいては，ケア移行のための様々な業務が看護師に委ねられている。スムーズなケア移行，地域の中の連携に向けてシステマティックなアプローチを試みたい。

評価・判断・行動

評価：各医療機関，各スタッフ毎に様々な評価が行われているが，関連するスタッフでシェアするためには的確な評価のまとめが必要となる。入院サマリー，看護サマリーに加え，ケアマネジャーらが用いるフェイスシート（基本情報）の他，CGAなどの情報を共有できるとよい。

判断：判断は多角的に行う必要がある。患者さん，家族に加え，医療者側（病院主治医，在宅主治医，病棟看護師，訪問看護師ら）と在宅療養を支える介護スタッフ，ケアマネジャーらを含め治療方針や問題点，予測し得ることについて話し合いたい。本人や家族

第5章　在宅医療の臨床診断・治療の特性と演習

はもちろんであるが，事前に話し合いをもつことは，関連スタッフにとっても見通しが付き，安心感を得ることができるが，その効用は大きい。

行動：個々のケースにおいて連携が進むように尽力すると同時に，医療機関内における部署の隔たりをなくしていくこと，地域における医療機関同士の連携について考えていく必要がある。顔のみえる関係づくりが重要であることはいうまでもないが，そのためには個々のケースにおける周到な準備と建設的なフィードバックの繰り返しが重要である。退院前カンファレンスは，①どのタイミングで実施するのが効果的か，②誰に声をかけるべきか（家族，医療機関，介護事業），③カンファレンスの目的は何か？（複雑な問題の情報共有か，問題の解決か）といったポイントが重要となる。多くのカンファレンスは単発的に開催されるため，その後の経過がどのようになったか話し合われることは稀である。受け入れ側としてケースの節目において紹介元医療機関に経過を報告することができれば，今後の連携自体がよりよく発展する一助になる。

それぞれの立場で実施された評価を統合する　➡　情報を共有し事前に準備を行っておく　➡　退院前カンファレンスの開催，その後のフィードバック

❗ ワンポイントアドバイス

　高齢者の多くは複数の健康問題が複雑に絡み合っており：multimorbidity，多角的な視点からのケアを必要とする。昨今，多職種協働によるケア：interprofessional work（IPW），さらには，IPW に携わることができる医療スタッフを学部生活の中から育てようとする教育：interprofessional education（IPE）が注目されている。実習受け入れや後輩の指導など，教育的な関わりから得られる学びは大きい。

用語解説

■CGA（comprehensive geriatric assessment）
高齢者にどのようなケアが必要とされているか，医学的評価に加え，生活機能，精神機能，社会・環境面などの観点から包括的に評価する。

● 生活機能［ADL（日常生活動作），IADL（手段的日常動作）］
● 精神心理的機能［認知機能評価，抑うつ，意欲や生きがい］
● コミュニケーション［視力，聴力，言語機能］
● 社会・環境面［介護者，家族構成，住居，得られる支援］
● 栄養状態
● 医学的評価［疾患，治療の状況，服薬］

④ エンド・オブ・ライフケア

> **症例1**　68歳，女性。数ヵ月の経過で進行してきた貧血，体調不良の精査の結果，急性白血病と診断された。化学療法を繰り返し，一旦，寛解状態とはなったものの再燃，治癒は期待できない状態となった。本人，家族の希望を踏まえ，残された時間は在宅を中心に療養することになり，在宅医，訪問看護師らを含めた退院前カンファレンスが計画された。

> **症例2**　88歳，女性。心疾患，慢性腰痛症などにて長らく治療を行ってきた。これまでの外来通院時，本人は「最期は自宅で過ごしたい」といっていた。ここ2年ほどでADL低下，認知症の症状が目立つようになり，食事量も徐々に減少してきている。「このまま食べられなくなったら入院でしょうか？」不安な嫁の質問を契機に，これまでの本人の希望の確認をした後，在宅療養のための様々なサービスについてケアマネジャーを含め話し合う場を設けた。

エンド・オブ・ライフケアの目指すところ：超高齢社会において特に終末期ケアの重要性が高まることはいうまでもない。終末期のケアにおいて重要なことは，単に終末期における治療の有無の決定や症状コントロールにはとどまらないということである。先述した「問題志向型」と「目的志向型」の2つの視点に添って捉えなおしてみてほしい。エンド・オブ・ライフとは，終着点としての画一的な「死」ではなく，様々に交差する線の中の点であり，そこには様々な意味が見い出されることが理解される。千葉大学大学院看護学研究科エンド・オブ・ライフ看護学科は「診断名，健康状態，年齢に関わらず，差し迫った死，あるいはいつかは来る死について考える人が，生が終わる時まで最善の生を生きることができるように支援すること（2012）」としている。

　図5-1に示すように，1950年以降，在宅で最期を迎える比率は減衰してきた。超高齢社会においては相対的にベッド数が不足するため，物理的にも医療機関で最期を迎えることが困難になるという現実的な問題は重要ではある。しかしながらそれ以上に，生きることの延長線上にある死をどのように捉えるかが重要である。どのような生を全うしたいのか，老後はどのように過ごしたいのか，死はどこで迎えたいのか，社会全体として選択肢を広げていくことが喫緊の課題である。

第5章　在宅医療の臨床診断・治療の特性と演習

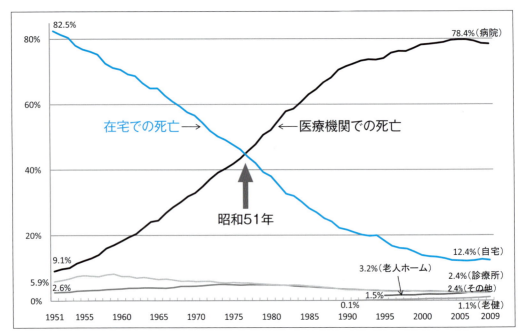

図5-1　死亡場所の推移
（厚生労働省．在宅医療の最近の動向．http://www.mhlw.go.jp/seisakunitsuite/bunya/kenkouiryou/iryou/zaitaku/dl/h24071101.pdf）

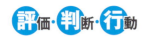

評価：該当するケースを，ややマクロな視点で捉える必要がある。短期的な視点のみで評価を行おうとすると「誤嚥性肺炎」といった問題志向型のみの視点に偏りやすいが，「妻の死を契機に徐々にADLが低下，認知症なども目立つようになり，今年に入って3回誤嚥性肺炎を繰り返している」といった場合，単なる誤嚥性肺炎の治療だけで充分でないことが理解できる。

判断：「差し迫った死」なのかどうかを判断することは非常に難しい問題といえる。しかし，エンド・オブ・ライフケアの最も重要なことは，画一的な判断基準を示すことではなく，個別のケースの様々な事情を考慮し，関係者で話し合っていくプロセスそのものである。一見，同じようなケースであったとしても，話し合いの過程によって結果が異なることがあるかもしれない。判断の過程そのものに意義があることに留意したい。

行動：死生観について話し合った内容は，本人の希望する範囲で家族など重要な人たちとシェアするよう働きかける。また，内容は状況によっては変化し得ること，今後も変更することが可能であることを確認する。

患者さん自身はふとした瞬間に死生観を吐露することも少なくない。考える機会を見逃さずに取り上げること，普段からの働きかけが重要である。案外，医療者側に充分な準備ができていないことはないだろうか。

④ エンド・オブ・ライフケア

目的志向型を意識し，マクロな視点で捉える → 判断の過程こそ意味がある → 死生観について話し合う機会を逃さない

❗ ワンポイントアドバイス

　超高齢社会の問題は日本に限ったことではなく，世界各国いたるところでみられる問題である。超高齢社会を迎えた日本がどのような舵を取っていくかは，世界の注目の的といえる。目の前の患者さんや家族の問題としてだけ捉えるのではなく，少し幅広い視点で考えてみる必要があるのかもしれない。

特定行為に係る看護師の目

特定行為研修を修了した看護師に期待される活動の場は在宅医療を受けている患者とされています。具合が悪くなってから本人の望まない医療を受けなければならないこともあるので，訪問看護に求められることは，具合が悪くならないように生活面を整え体調管理の助言をしたり，家族との調整を行ったりすることです。また消耗性疾患の場合，今後予測される状況を説明し患者家族の意向を尊重できるよう医療者と家族間の調整を行うことが重要です。

第6章

救急医療の臨床診断・治療の特性と演習

総論

① A（airway：気道）の異常

② B（breathing：呼吸）の異常

③ C（circulation：循環）の異常

第6章　救急医療の臨床診断・治療の特性と演習

総論

救急医療の特徴

　救急医療を受ける患者の多くは，症状を主訴に来院するため診断がついていないことも多い。そのため，情報を収集・分析し原因となっている問題を明確にしていく臨床推論が必要である。しかしながら，患者の状態が重篤な事例や状態の悪化が予想される事例では迅速な対応も必要であり，系統的な情報収集が困難となりやすい。緊急度を的確に判断し，緊急度の高い事例では，臨床推論と並行して治療を進めていく必要がある。また，多数の傷病者が診療を待っている状況では，緊急度の高い患者の拾い上げ（トリアージ）も重要となる。救急車で来院した傷病者が必ずしも重症度が高いとは限らず，Walk-inで来院した患者のトリアージも必須である。院内でのトリアージを行うツールとして日本版緊急度判定支援システムJTAS（Japan Triage and Acuity Scale，JTAS検討委員会作成）（表6-1）が有用であり，有償でスマートフォン用アプリも利用可能となっている。

　緊急度の判断は，呼吸・循環・意識状態などの生理学的特徴に注目した生理学的評価と病歴や解剖学的異常に注目した非生理学的評価で構成される。生理学的評価はA（airway：気道），

JTASレベル	必要な対応	例	再評価のタイミング
蘇生（Blue）	直ちに診察，治療が必要	心停止 けいれん持続 重傷外傷 高度の意識障害 重篤な呼吸障害　など	ケアの継続
緊急（Red）	迅速な治療が必要	心原性胸痛 重篤な体温異常 激しい頭痛，腹痛 中等度の意識障害 抑うつ，自殺行為　など	15分毎の再評価
準緊急（Yellow）	準緊急的に対応	症状のない高血圧 けいれん後（意識回復したもの） 変形のある四肢外傷 中等度の頭痛，腹痛 活動期分娩　など	30分毎の再評価
低緊急（Green）	1～2時間以内の 治療開始が望ましい	尿路感染症 縫合を要する創傷（止血あり） 不穏状態　など	1時間毎の再評価
非緊急（White）	緊急性が乏しい	軽度のアレルギー反応 縫合を要さない外傷 処方，検査希望　など	2時間毎の再評価

表6-1　JTASの緊急度判定（JTASレベル）

（文献1より一部引用改変）

196

① A（airway：気道）の異常

B（breathing：呼吸），C（circulation：循環），D（disability：神経学的障害），E（exposure/environmental control：体温）に大別され，ABCのどれかに異常を呈している患者は特に緊急度が高いため，本章で各項目別に解説する。

　ABCのどれかに異常を呈している患者への対応の共通点として，心停止に移行する可能性があることを常に意識し，原因検索と並行して治療を開始することが重要である。また，血液検査，ポータブルレントゲン，超音波検査など，できる限りベッドサイドで行える検査から優先して行う。

① A（airway：気道）の異常

> **症例 1**　75歳，女性。重症肺炎のため3日前に経口気管挿管を行い人工呼吸管理中であった。従量式換気を行っていたが，気道内圧が上昇しアラームが作動した。身体所見では左胸の呼吸音が低下し，左胸郭の挙上が不良であった。30分前に撮像した胸部レントゲンを確認すると気管チューブの先端が右主気管支の起始部に位置していた。

病態生理：気道閉塞が生じると急速に酸素化が障害され，数分で心停止に至ることもあるため最優先に評価・治療すべき病態である。気管挿管が最も確実な気道確保の手段である。気管挿管を行った後もチューブの閉塞やチューブ先端の位置異常に留意する必要がある。抜管前には呼吸条件の他，気道分泌物のクリアランス能力，上気道閉塞の解剖学的評価を行う必要がある。

評価・判断・行動

急性期における病状判断と想定される対応

評価：傷病者から明確な発声があれば，気道は開通していると判断できる。発声が得られない場合は，傷病者の口元に評価者の顔を近づけ胸郭の上がりや呼気の有無を評価する。

判断：分泌物の貯留を疑う上気道の湿性音，イビキ様の呼吸，不十分な胸郭の上がりやシーソー呼吸は気道の開通が十分でない可能性がある。また，下顎骨折などの頭頸部外傷や気道熱傷の患者では，出血や腫脹により急速に気道狭窄が進行する可能性があり注意が必要である。

行動：酸素化が不十分であれば酸素投与を開始する。分泌物による気道の障害が疑われる時は，可及的に吸引を行う。異物による気道の障害が疑われる時は，喉頭鏡を用いて上気

第6章　救急医療の臨床診断・治療の特性と演習

道の異物を検索し除去する。舌根沈下による気道の閉塞が疑われる時は，頭部後屈・顎先挙上法や下顎挙上法による用手的気道確保を行い，用手的気道確保を行っても気道確保が困難な時はエアウェイデバイスを用いて気道が開通するか再評価しても良い。前述の手技を行っても気道確保が困難な時は，バッグバルブマスクによる補助換気を行いつつ気管挿管を考慮する。頸椎損傷の可能性のある外傷患者では，頸椎保護を意識して気道管理を行う。気管挿管は，経口気管挿管もしくは経鼻気管挿管を原則とするが，高度の顔面外傷や口腔内出血などで気管挿管が困難で緊急度の高い時は，輪状甲状靱帯切開などによる外科的気道確保を行う。

気道の開通の評価　➡　吸引や用手的気道確保による再評価　➡　改善が乏しい場合は気管挿管

回復期における病状判断と想定される対応

評価：気管挿管は最も確実な気道確保の方法であるが，挿管管理中もチューブ先端の位置異常や分泌物による閉塞に留意する必要がある。挿管中はチューブの深さを継続的に評価し，位置異常が疑われた場合は胸部レントゲンで確認を行う。

判断：気管挿管を行っているにも関わらず換気が不良となった際は，DOPE（表6-2）を意識して原因を検索する。人工呼吸器を使用している場合は，ジャクソンリースなどによる用手的換気に切り替えると，機器の故障の有無を評価しやすく，また用手的換気の手応えから病態をつかみやすい。胸部レントゲンを撮像した場合は，チューブの先端位置も確認する。

行動：気管チューブの位置異常と判断したら，気管チューブの位置調整を適切に行う。分泌物によるチューブの閉塞と判断したら吸引を行うが，改善が乏しい場合，チューブ交換が必要な場合もある。

気管チューブの位置異常や閉塞に注意し観察する　➡　急な換気不良ではDOPEを意識する　➡　吸引，気管チューブの位置調整を行う

Dislocation	位置異常
Obstruction	チューブの閉塞
Pneumothorax	気胸
Equipment failure	機械の故障

表6-2　気管挿管中に換気不良が生じた時の鑑別

① A（airway：気道）の異常

慢性期（予防も含めた）における病状判断と想定される対応

評価：気管挿管により気道が確保されている事例では，抜管前に気道の状態を評価する必要がある。挿管下での気道の評価は容易ではないが，気道分泌物のクリアランス能力，気道の浮腫などによる解剖学的異常に注目して評価する。抜管後は，呼吸様式，気道狭窄音の有無，分泌物の貯留を評価する。

判断：Salam ら[2] の研究では，①咳嗽時の気流最高流速，②気道分泌物の性状，③４つの命令に対する応答（開眼，視線の追従，離握手，舌出し）の３項目の評価内容が気道分泌物クリアランス能力と関連しており，抜管成功への予測因子とされる。

また，気道の解剖学的評価として，挿管下でのファイバースコープによる評価のほか，気管チューブのカフの空気を抜いて前後の呼気１回換気量の比較を行い，抜管後喉頭浮腫を予測するカフリークテストなどが挙げられる[3]。

行動：気道分泌物クリアランスを向上させるため，指示に従える程度の覚醒を得た状態で抜管すべきである。Cheng ら[4] は，カフリークテストで抜管後喉頭浮腫が予想される患者に対して，抜管24時間前からステロイドを静注すると有効であったと報告している。抜管後喉頭浮腫の可能性が高い事例では，抜管直前ではなく12〜24時間前からのステロイド投与を勧める報告が数多くみられる。

第6章

| 抜管前に気道分泌物クリアランス能力の評価と気道の解剖学的評価を行う | → | カフリークテストを行う | → | 抜管後喉頭浮腫が疑われる事例では12〜24時間前にステロイドを投与してから抜管する，換気不良の場合は再挿管を行う |

❗ ワンポイントアドバイス

気道閉塞は最も緊急度の高い病態の１つである。救急外来や手術室など挿管手技の多い部門では，経口気管挿管が困難な場合に備え気道確保デバイスや外科的気道確保に必要な物品をひとまとめに揃えておくことが望ましい。

☑ 関連する特定行為区分

☐　呼吸器（気道確保に係るもの）関連

☑ 特定行為に係る看護師のためのチェックポイント

☐　迅速な気道の評価と対応法　　　　☐　抜管前後での気道の評価

☐　気管チューブの閉塞と位置異常に留意する

第6章　救急医療の臨床診断・治療の特性と演習

文献

1 ）日本救急医学会，日本救急看護学会，日本小児救急医学会，日本臨床救急医学会 監：緊急度判定支援システムJTAS2012ガイドブック．東京，へるす出版，2012.

2 ）Salam A, Tilluckdharry L, Amoateng-Adjepong Y, et al. Neurologic status, cough, secretions and extubation outcomes. Intensive Care Med. 2004; 30: 1334-9.

3 ）Miller RL, Cole RP. Association between reduced cuff leak volume and postextubation stridor. Chest. 1996; 110: 1035-40.

4 ）Cheng KC, Hou CC, Huang HC, et al. Intravenous injection of methylprednisolone reduces the incidence of postextubation stridor in intensive care unit patients. Crit Care Med. 2006; 34: 1345-50.

用語解説

■外科的気道確保

緊急に気道確保の必要があるにも関わらず，マスク換気にて酸素化が保てず，気管挿管も困難な場合に行う観血的手技。輪状甲状靱帯穿刺，輪状甲状靱帯切開，気管切開などがある。輪状甲状靱帯穿刺及び輪状甲状靱帯切開は目標とする部位の視認が容易で，甲状腺を傷つけることなく施行することができ，緊急時に有用である。

② B（breathing：呼吸）の異常

> **症例1**
>
> 88歳，男性。COPDのため通院中であった。発熱と呼吸苦のため救急受診し肺炎の診断で入院となった。SpO_2が88%であったためマスク5Lで酸素投与したところSpO_2 98%に回復した。その5分後に意識レベルが低下し，呼吸数が5回/分に低下した。動脈血ガス分析を行ったところPaO_2 80mmHg，$PaCO_2$ 120mmHgであった。

病態生理：生命活動に必要なエネルギーは酸素の利用により生み出され，その結果，二酸化炭素が産生される。肺胞壁を介した「拡散」により肺胞内のガスと血液の間で酸素と二酸化炭素の交換を行い，「換気」により肺胞内のガスを新鮮なガスに交換している。この拡散と換気の組み合わせが呼吸である。換気を調整している呼吸中枢は，動脈血のpH及び動脈血の二酸化炭素分圧（$PaCO_2$）に最も影響を受けやすい。健常者がSpO_2を測定しながら意図的に息止めを行った場合，SpO_2が大きく低下する前に息をこらえ切れなくなるのは，息止めにより$PaCO_2$が上昇し呼吸中枢が刺激を受けるためである。特殊なケースとして，慢性的に$PaCO_2$が上昇している患者では，$PaCO_2$の上昇に対する呼吸中枢の反応が低下し，呼吸中枢への刺激が動脈血酸素分圧（PaO_2）の低下のみに依存している。このようなケースに過度の酸素投与を行いPaO_2が極端に上昇すると呼吸中枢への刺激が消失し，自発的な換気が低下して，より$PaCO_2$が上昇する。

　PaO_2の低下だけでなく，$PaCO_2$の上昇がないのも呼吸の重要な評価項目である。

② B（breathing：呼吸）の異常

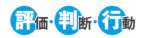

急性期における病状判断と想定される対応

評価：視診・聴診・触診・打診により呼吸状態の評価を行う．SpO_2 の評価だけでなく，呼吸回数や呼吸補助筋使用の有無，努力様呼吸かどうかを評価することが重要である．身体所見で得た情報に加え，胸部レントゲンを撮像すれば，原因検索に有用である．動脈血ガス分析では，PaO_2 だけでなく，$PaCO_2$，pHの評価も行う．

判断：低酸素血症を引き起こす病態は換気障害，拡散障害，換気血流比不均等，シャントに大別される（表6-3）．身体所見，胸部レントゲン写真，動脈血ガス分析から，呼吸不全の原因を推察する．ベッドサイドでの心臓超音波は右心系負荷やうっ血の評価に有用である．呼吸不全を引き起こす原因疾患のうち，胸部レントゲンで異常を認めにくいものとして，肺胞低換気，シャント疾患，肺動脈血栓塞栓症が代表的である．

SpO_2 が正常であっても，努力様呼吸で呼吸回数が増加している時は緊急度が高いと判断して対応する．動脈血液中の HCO_3^- が低下もしくは，動脈血液中の $PaCO_2$ が上昇すると血液中のpHは低下する（図6-1）．動脈血液中の HCO_3^- が低下し代謝性アシドーシスが存在する病態では，$PaCO_2$ を低下させることでpHを代償しようという働きが生じ換気量が増大することが多い．

行動：酸素化が不十分であれば酸素投与を開始する．身体所見と各種検査を活用し原因疾患を推定して治療を開始する．低酸素血症の改善が乏しい場合や呼吸努力が強い場合は人工

	病態	原因
肺胞低換気	肺胞換気量の低下	呼吸中枢からの換気ドライブの減少（呼吸抑制），神経筋疾患，肺・胸郭の異常など
換気血流比不均等	肺胞換気量と肺胞血流比との不均衡	気道疾患，間質性肺疾患，肺胞疾患，肺循環障害など，気道・肺胞・肺血管に異常をきたす多くの疾患
拡散障害	肺胞壁でのガス交換能の低下	肺胞膜の障害（間質性肺炎，放射性肺臓炎），肺胞面積の減少（肺切除，広範な無気肺，COPD）など
シャント（右→左）	右室を出た血液が酸素化されずに左心系に流入	肺動静脈瘻，心内シャント，無気肺，肺毛細血管の拡張など

表6-3 呼吸不全の病態と原因

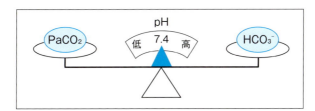

図6-1 $PaCO_2$，HCO_3^- とpHの関係

第6章　救急医療の臨床診断・治療の特性と演習

呼吸管理を開始する。

呼吸状態の評価　➡　呼吸不全の原因検索　➡　原因疾患の治療，酸素投与
もしくは人工呼吸

回復期における病状判断と想定される対応

評価：呼吸不全の原因疾患に対する治療が奏効すれば，急性期に悪化していた評価項目が改善
　　　してくる。

判断：呼吸様式の安定と酸素化能の改善が得られれば病態が安定してきていると判断する。状
　　　態の改善が得られない時，一度改善した状態が再度悪化した時は，急性期と同様に評価
　　　と判断をやり直す必要がある。

行動：酸素投与を行っている場合は，酸素化能に合わせて酸素投与量の減量を行う。人工呼吸
　　　管理を行っている場合は，回復に合わせて呼吸器の離脱を想定していく。人工呼吸器離
　　　脱プロトコルを作成し，医師以外の医療スタッフが人工呼吸器離脱を行うと，人工呼吸
　　　期間を短縮させることができるという報告は数多い[1)-3)]。

呼吸状態の
再評価　➡　呼吸状態が改善している
か悪化しているかを判断　➡　改善が得られれば酸素投与量の
減量や人工呼吸器離脱を行う

慢性期（予防も含めた）における病状判断と想定される対応

評価：短期間で改善が得られる病態であれば，慢性期の特別な対応は不要である。COPDや慢
　　　性心不全など，慢性的な低肺機能や低心機能が背景に存在する場合は，呼吸不全の再燃
　　　に注意が必要である。長期間の挿管管理が必要な場合，気管切開を考慮する。

判断：慢性的な病態が背景にある事例では，状態の変化に早めに気づくことが重要となる。長
　　　期人工呼吸管理が必要な患者に気管切開を行うと，①呼吸仕事量を減少させる，②口
　　　腔，咽頭，喉頭損傷を減少させる，③口腔内衛生環境の改善，④患者の快適性の向上，
　　　⑤チューブ交換を含めた管理が容易になるといったメリットがある。

行動：低肺機能，低心機能の事例では，適切な運動療法・薬物療法を継続する。また，感染症
　　　は呼吸不全悪化の誘因となりやすいため，インフルエンザや肺炎球菌などのワクチン接
　　　種を推奨する。2～3週間以上の人工呼吸管理期間が必要な場合は気管切開を行う。

肺機能・心機能の評価　➡　注意深い経過観察　➡　酸素投与の計画，ワクチン接種

③ C（circulation：循環）の異常

⚠ ワンポイントアドバイス

呼吸不全に対する初期治療は酸素投与です。換気不全がメインの病態や酸素投与を行っても適切な酸素化が得られない事例では，人工呼吸管理が必要となります。

☑ 関連する特定行為区分

- ☐ 呼吸器（気道確保に係るもの）関連
- ☐ 呼吸器（人工呼吸療法に係るもの）関連
- ☐ 呼吸器（長期呼吸療法に係るもの）関連
- ☐ 動脈血ガス分析関連

☑ 特定行為に係る看護師のためのチェックポイント

- ☐ 呼吸状態の適切な評価と対応法
- ☐ 血液ガス分析の評価
- ☐ 適切な酸素投与計画
- ☐ 人工呼吸器の設定変更

文献

1）Ely EW, Baker AM, Dunagan DP, et al. Effect on the duration of mechanical ventilation of identifying patients capable of breathing spontaneously. N Engl J Med. 1996; **335**: 1864-9.
2）Marelich GP, Murin S, Battistella F, et al. Protocol weaning of mechanical ventilation in medical and surgical patients by respiratory care practitioners and nurses: effect on weaning time and incidence of ventilator-associated pneumonia. Chest. 2000; **118**: 459-67.
3）Ely EW, Meade MO, Haponik EF, et al. Mechanical ventilator weaning protocols driven by nonphysician health-care professionals: evidence-based clinical practice guidelines. Chest. 2001; **120**（6 Suppl）: 454S-63S.

用語解説

■人工呼吸器モード
患者の呼吸を人工呼吸器がどのように補助するかで分類され，強制換気主体のAssist Control，自発呼吸主体のSPONT（CPAP），強制と自発を組み合わせたSIMVに大別できる。また，強制換気は圧を設定する従圧式（Pressure Control）か１回換気量を設定する従量式（Volume Control）かに大別される。
■PEEP（Positive End Expiratory Pressure，呼気終末陽圧）
呼気終末に一定の気道内圧をかけることで，肺胞の虚脱を防止し血液の酸素化を改善する働きが得られる。

---

③ C（circulation：循環）の異常

> **症例 1**
> 56歳，男性。右内頸静脈から中心静脈カテーテルを挿入した１時間後に呼吸苦を訴え不穏状態となった。頻脈，血圧低下，SpO_2の低下を認めた。身体所見では頸静脈の怒張，右胸郭の膨隆，右胸の呼吸音低下が認められた。右第２肋間鎖骨中線上に16G静脈内留置針を穿刺したところ排気が得られ状態が改善した。

病態生理：全身の細胞は，循環している血液から酸素の運搬を受けることでエネルギーを生み出すことができる。そのため，血液の循環動態が悪化し細胞に十分な酸素が届かなくなると，臓器の機能障害が生じる。この状態をショック（循環不全）という。全身の細胞レベルでの酸素不足により，嫌気性解糖が生じた結果，乳酸アシドーシスを生じることが多い。ショックの際は血圧が低下することが一般的であるものの，「血圧がいくつ以下になればショック」というような境界は存在しない。そのため，ショック時に出現する血圧以外の所見も見逃さないことが重要である。

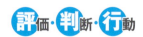

急性期における病状判断と想定される対応

評価：ショックかどうかの判断が最も重要である。ショックを早期に認識するためには，血圧だけでなく皮膚症状（湿潤・冷汗・チアノーゼ），脈拍の強さ・速さ，CRT（毛細血管再充填時間：指爪を5秒ほど押さえた後に元に戻るまでの時間で2秒以内が正常），呼吸回数の評価が有用である。ショック時には，動脈血ガス分析から，乳酸値及び代謝性アシドーシスの程度を評価する。

判断：ショックの病態は（表6-4）のように分類される。頸静脈の怒張は心原性ショック及び心外閉塞・拘束性ショックで生じやすく，一方で循環血液量減少性ショック及び血液分布異常性ショックでは，頸静脈が虚脱しやすいので鑑別に有用である。

行動：ショックでは全身への酸素運搬能が低下しているため，ショックと認識したら速やかに高濃度酸素の投与を開始する。静脈路を確実に確保し，心電図やSpO_2，尿量などのモニタリングを開始する。並行して原因検索と治療を行う。循環血液量減少性ショック及び血液分布異常性ショックでは，初期治療として細胞外液の急速静注が有用である。心外閉塞・拘束性ショックでも細胞外液の急速静注を行う場合が多いが，緊張性気胸及び心タンポナーデに対しては迅速なドレナージが最も重要である。初期治療を開始しても，ショックを離脱できない場合，カテコラミンの投与を考慮し，たとえ酸素化能が良好でも人工呼吸管理を開始すべきである。Backerらは，ショックに対するカテコラミ

循環血液量減少性ショック （hypovolemic shock）	出血，脱水など
血液分布異常性ショック （distributive shock）	アナフィラキシー，脊髄損傷，敗血症など
心原性ショック （cardiogenic shock）	心筋梗塞，弁膜症，重症不整脈，心筋炎など
心外閉塞・拘束性ショック （obstructive shock）	肺塞栓，心タンポナーデ，緊張性気胸など

表6-4　ショックの病態と原因

③ C（circulation：循環）の異常

ンの第一選択としてドパミンとノルアドレナリンを比較し，死亡率に差はなかったものの
ドパミン群で不整脈などの副作用が多かったと報告しており，ノルアドレナリンを第
一選択とするのが良い[1]。膀胱留置カテーテルを挿入し尿量の評価を開始する。

ショックの
認識 → ショックの
原因検索 → 静脈路確保，酸素投与，治療，反応が乏しければ
カテコラミン投与，人工呼吸の開始

回復期における病状判断と想定される対応

評価：急性期に悪化していた項目を評価しショックからの離脱状況を評価する。ショックから
の離脱に伴い，呼吸数及び心拍数の低下，血圧の上昇がみられるようになり，代謝性ア
シドーシスの改善，血清乳酸値の低下，尿量の増加が認められるのが一般的である。

判断：ショックからの離脱状況に合わせ，酸素投与量，カテコラミンの減量，人工呼吸器の離
脱が可能か判断する。初期に大量の輸液を行った場合，ショックを離脱しても体内の水
分量が多い間は肺水腫をきたしやすいので注意を要する。ショックからの離脱が認めら
れれば，経口もしくは経腸栄養の開始を判断する。

行動：酸素投与量，カテコラミンの減量を段階的に行っていく。人工呼吸管理を行っている場
合は，呼吸器の離脱に向けた設定の変更（ウィーニング）を行う。肺水腫を認める場合
は，利尿薬の投与を検討する。

ショックから
の離脱の評価 → 酸素投与量，カテコラミン，
人工呼吸器の離脱の判断 → 酸素投与量，カテコラミンの
減量，人工呼吸器からの離脱

慢性期（予防も含めた）における病状判断と想定される対応

評価：ショック離脱後，中心静脈カテーテルや膀胱留置カテーテルなどのカテーテル類が抜去
可能か，持続的なモニター類が必要か評価する。長期臥床事例では廃用に伴う筋力低下
を評価する。

判断：カテーテル，モニター類に関しては，何のために使用しているのか，今も必要なのかと
いうことを常に意識することが重要である。循環動態に合わせて，できる限り離床を進
めていく。

行動：不要なライン・モニター類の早期抜去，早期離床の促進を行う。

カテーテル・モニター類の
抜去，筋力低下を検討 → 抜去の判断，
離床の判断 → ライン・モニター類の抜去を
検討・早期離床の促進

第6章　救急医療の臨床診断・治療の特性と演習

❗ ワンポイントアドバイス

　体血圧に影響する主な因子は拡張終期の心室内容量（end-diastolic volume：EDV）に伴う前負荷，心筋収縮力，末梢血管抵抗（systemic vascular resistance：SVR）である。

　心筋収縮力に問題がなく血圧が低い患者に対する戦略では，適切な補液によりEDVを増大させるのか，ノルアドレナリンなどの末梢血管収縮作用の強いカテコラミンを使用してSVRを増大させるのか，の見極めが重要である。

☑ 関連する特定行為区分

- ☐ 循環動態に係る薬剤投与関連
- ☐ 呼吸器（気道確保に係るもの）関連
- ☐ 呼吸器（人工呼吸療法に係るもの）関連
- ☐ 動脈血ガス分析関連
- ☐ 心嚢ドレーン管理関連
- ☐ 胸腔ドレーン管理関連

☑ 特定行為に係る看護師のためのチェックポイント

- ☐ ショックの早期認識と原因検索
- ☐ 高濃度酸素の投与と静脈路確保，各種モニタリングの開始
- ☐ 血液ガス分析の評価
- ☐ 輸液量及びカテコラミン投与量の評価

文献

1) De Backer D, Biston P, Devriendt J, et al; SOAP II Investigators. Comparison of dopamine and norepinephrine in the treatment of shock. N Engl J Med. 2010; 362: 779-89.

用語解説

■動脈ライン
Aラインと呼ばれることが多い。動脈内にカテーテルを留置し，圧トランスデューサーと接続することで連続して動脈圧を測定することが可能となる。また，穿刺を行わずにラインを介して動脈血を採取できる。カテーテルは橈骨動脈に留置することが多い。

③ C（circulation：循環）の異常

特定行為に係る看護師の目

Aの異常

気管挿管をする患者は生命の危機状態なので，医療スタッフも多忙です。特に気管挿管時の口腔内に貯留した胃内容物の押し込みは，化学性肺炎の原因ともなり治療に難渋することがあるので，可能な限り口腔内の嘔吐物を除去する必要があります。また，気管チューブ位置については，他の処置に気をとられて確認が遅くなることがあるので，胸郭の挙上，左右差の有無，レントゲン所見などを確認し異常の早期発見に努めます。

Bの異常

呼吸困難は，患者にとって死を想定させる苦痛な症状です。看護師は通常SpO$_2$の値を酸素化の指標とする場合が多いですが，呼吸不全の原因として酸素化が悪いのか換気が悪いのかを見極める必要があるので，血液ガス分析結果の解釈，酸素化の指標，必要な酸素投与量についても知識を深める必要があります。人工呼吸の離脱については，SAT，SBTなどを実施し，安全な抜管及びその後の呼吸状態の安定化のために多職種チームで関わることが重要です。

Cの異常

ショック患者については，血圧が下がる前の兆候に気づくことが重要です。脈拍の上昇，呼吸数の増加などは，必ずショックの前に変化するバイタルサインなので，現時点のバイタルサインの評価だけではなく，経時的なバイタルサインの評価を心がけます。特に呼吸数は，状態の変化をいち早く反映する指標となりますが，臨床場面では軽視しがちであることに注意しなければなりません。

索引 INDEX

疾病・臨床病態概論

A-Z

ACP 184, 185
AUDIT 106, 107
BOT 28, 31
BPSD 111, 112, 113
CAGE 106, 107
CA-MRSA 137, 139
CGA 189, 190
Child-Pughスコア 65, 67
CKD 71, 72, 73, 74, 75
Clostridium difficile（CD）...... 132, 134, 135
CO_2ナルコーシス 121, 122, 126
collangenous colitis 60, 61
DOPE 156, 157, 158, 159
ESBL産生大腸菌 126, 128
MRSA 129, 131, 139
NIHSS 14, 15, 20
on-off現象 100, 104
PEEP 203
pseudokidney sign 146, 148
PT-INR 40, 41, 42
REM睡眠行動障害 99, 104
SBIRT 106, 107
target sign 146, 148
VAS 9, 13
wearing off 100, 104

あ

悪性症候群 100, 104
アクチベーション 32, 34

う

ウェルニッケ・コルサコフ症候群 106, 107

か

外因性精神疾患 34, 36
回腸回腸結腸型 148
回腸結腸型 148
川崎病 142, 143, 144, 145

き

奇異反応 32, 34
吸引チューブのサイズ（Fr）.............. 157, 159

け

経頸静脈肝内門脈体循環シャント術 66, 67
外科的気道確保 198, 199, 200
血栓溶解療法 14, 16, 17
結腸結腸型 148

こ

抗甲状腺薬による無顆粒球症 81
甲状腺クリーゼ 79, 81
骨髄抑制 99

さ

細胞周期 97

し

子宮留膿腫 117,119

シャントスリル 75,78

出血性脳梗塞 17

小腸小腸型 148

情緒的巻き込まれ 36

人工呼吸器モード 203

腎代替療法 69,71,73,75

浸透圧性脱髄症候群 150,151

せ

セカンドオピニオン 11,12,13

責任インスリン 28,31

た

体重減少 95,96,97

ち

直腸腟瘻（肛門腟瘻）........................ 117,119

つ

ツルゴール（turgor）.......... 147,148,150,151

て

転移 109,110

と

盗汗 97

は

動脈ライン 206

ドライウェイト（DW）......... 74,75,76,77,78

は

羽ばたき振戦 62,64

ひ

ヒポクラテス様顔貌 10,13

広場恐怖 114,116

も

毛細血管再充満時間（CRT）............ 8,13,147,
149,150

よ

予期不安 114,116

り

リスクスコア 145

リモデリング 152,155

Memo

Memo

看護師特定行為研修 共通科目テキストブック

疾病・臨床病態概論

定価 本体3,500円（税別）

2018年7月17日 初版第1刷発行©

編 著 高村 昭輝

発行者 松岡光明

発行所 株式会社メディカルレビュー社

〒541-0046 大阪市中央区平野町3-2-8 淀屋橋MIビル
電話／06-6223-1468（代） 振替 大阪 6-307302
編集部 電話／06-6223-1556 FAX／06-6223-1414
E-mail／yoshida@m-review.co.jp
〒113-0034 東京都文京区湯島3-19-11 湯島ファーストビル
電話／03-3835-3041（代）
販売部 電話／03-3835-3049 FAX／03-3835-3075
E-mail／sale@m-review.co.jp
URL http://www.m-review.co.jp

●本書に掲載された著作物の複写・複製・転載・翻訳・データベースへの取り込みおよび送信（送信可能化権を含む）・
上映・譲渡に関する許諾権は（株）メディカルレビュー社が保有しています。

● **JCOPY** ＜（社）出版者著作権管理機構 委託出版物＞
本書の無断複写は著作権法上での例外を除き，禁じられています。複写される場合は，そのつど事前に（社）出版者著作権
管理機構（電話：03-3513-6969，FAX：03-3513-6979，e-mail：info@jcopy.or.jp）の許諾を得てください。

印刷・製本／ツクヰプロセス株式会社
乱丁・落丁の際はお取り替えいたします。

ISBN 978-4-7792-2031-9 C3047 ¥3500E